最新テクノロジーで
感染症に挑む

コロナ VS. AI

石井大輔
Daisuke Ishii

河野健一
Kenichi Kono

小西功記
Kohki Konishi

清水祐一郎
Yuichiro Shimizu

SE
SHOEISHA

本書内容に関するお問い合わせについて

このたびは翔泳社の書籍をお買い上げいただき、誠にありがとうございます。弊社では、読者の皆様からのお問い合わせに適切に対応させていただくため、以下のガイドラインへのご協力をお願い致しております。下記項目をお読みいただき、手順に従ってお問い合わせください。

●ご質問される前に

弊社Webサイトの「正誤表」をご参照ください。これまでに判明した正誤や追加情報を掲載しています。

正誤表　https://www.shoeisha.co.jp/book/errata/

●ご質問方法

弊社Webサイトの「刊行物Q&A」をご利用ください。

刊行物Q&A　https://www.shoeisha.co.jp/book/qa/

インターネットをご利用でない場合は、FAXまたは郵便にて、下記 "翔泳社 愛読者サービスセンター" までお問い合わせください。
電話でのご質問は、お受けしておりません。

●回答について

回答は、ご質問いただいた手段によってご返事申し上げます。ご質問の内容によっては、回答に数日ないしはそれ以上の期間を要する場合があります。

●ご質問に際してのご注意

本書の対象を越えるもの、記述個所を特定されないもの、また読者固有の環境に起因するご質問等にはお答えできませんので、予めご了承ください。

●郵便物送付先およびFAX番号

送付先住所　〒160-0006　東京都新宿区舟町5
FAX番号　　03-5362-3818
宛先　　　　（株）翔泳社 愛読者サービスセンター

はじめに

AIとロボットで新型コロナウイルスに立ち向かう

　新型コロナウイルスは否応なく私たちの生活を急激に変化させました。古い慣習が続いていた大企業でもテレワークが当たり前になりました。

　新型コロナウイルス以前には、デジタル化は、スタートアップ企業やIT企業などからゆっくりと浸透しているものでした。しかし、新型コロナウイルスをきっかけに急速な社会変革が行われています。

　本書で紹介する事例の中には、自治体がAI（人工知能）やロボットを導入した事例もあります。窓口業務があり、ペーパーレスがなかなか進まない自治体でAIが導入されることは社会変革の大きな証しといえます。

　話は変わって、皆さんは、ドラマは見ますか。2009年と2011年に『JIN-仁-』と『JIN-仁-完結編』というドラマが放送されました。脳外科医の南方仁が、2000年の現代から幕末にタイムスリップして、その時代の医療を近代化させていくという、漫画を原作としたドラマです。

　その特別編が、緊急事態宣言の最中である2020年4月18日から5月13日に放送されました。土日の午後2時から3時間、3週にわたって計6回の放送枠だったにもかかわらず、すべての回で2桁を超える高視聴率をたたき出しました。脚本がよかったことはもちろんですが、作中で取り扱われた病が、コロリという伝染病だったことも高視聴率の一因と考えられます。その伝染病と闘う脳外科医の姿が、新型コロナウイルスに立ち向かう現在の私たちの心境に合致したこともあり、視聴率を伸ばしたのでしょう。

　幕末当時、江戸の街に住む人々には何の武器もありません。目の前にいる近代医療を知る南方仁先生だけが頼りです。けれども、現代は違います。いまやインターネットが当たり前のように使われています。携帯電話は私用と会社貸与の2台持ち、PCも私用と会社貸与の2台、アップルウォッチなどのウェアラブルデバイスを保有し、1人が全部で5台以上の情報通信機器を持っているのが普通です。データ量が指数関数的に増大していき、SNSを開けば、世界各国で新型コロナウイルスがどのように拡大しているか、世界中の人々が新型コロナウイルスに対してどのよ

うに反応しているのかが手に取るようにわかります。データ量が増えると同時に
PCの計算速度も圧倒的に速くなりました。データが増大し、拡散するスピードが速
くなるのと並行して、PCが処理できるデータ量も桁違いに増えているのです。

　その結果、私たちは新しい武器を手にすることができました。それが、本書の
テーマであるAIです。バズワードのようにもなっているAIは、過去に何度も期待
と失望が繰り返されています。AIが新しい武器になり得ることに対して懐疑的な
人も多いかもしれません。しかし、今まさに社会変革が起きているのです。大企
業でテレワークが浸透したように、社会にAIが急速に浸透しているのです。

　また、AIとともに、ロボットという武器も私たちは持っています。AIを搭載したロ
ボットは、自律的に動きながら新型コロナウイルスと闘っています。ロボットには、
医師、看護師の業務を一部代替する可能性も大いに秘めています。

　AIはどのようにして新型コロナウイルスと闘っているのでしょうか。ロボットは
どのようにして新型コロナウイルスに立ち向かっているのでしょうか。現代の私た
ちが手に入れた武器は本当に強い武器なのでしょうか。

本書の構成

　本書は、第1章から第3章までがAIに関連する内容となっています。

　第1章では、AIの歴史、現在の市場、新型コロナウイルスが騒がれる以前から
世の中にあったAIソリューションの事例などを紹介しています。特に医療分野で
活躍するAIを中心として概略を示し、近年のAIに関する動向の概要がわかるよ
うにしました。

　第2章では、実際にAIが新型コロナウイルスに立ち向かう多くの事例を紹介し
ています。医療分野でのソリューションをはじめとし、感染予防の観点からもAI
が多くの分野で活躍していることが本章を読めばわかるようになっています。ま
た、新型コロナウイルスにより、生活スタイルが変化したことによって、新たに必要
となったAIソリューションも存在します。そのような事例も加えました。

　第3章では、AIの論文をいくつか取り上げ、紹介しています。研究段階の取組み
も多く含んでいるため、実用化するまでには遠いものもありますが、世界中の研
究者が新型コロナウイルスにAIを使ってどのように立ち向かおうとしているのか、
その一端を垣間見ることができるのではないでしょうか。論文の紹介は、簡単な
ものと、より詳細が知りたい人のために一部掘り下げたものと、2種類を用意しま
した。数式にまでは踏み込んでいないので、本書で物足りない方には出典を参

照していただければと思います。

　第4章と第5章はロボットに関連する内容となっています。

　第4章では、ロボットの歴史、現在の市場、ロボットの社会実装例などを含めたロボット業界の動向を記載しました。新型コロナウイルスによって非接触が推奨される世界になり、ロボットへの期待が高まってきています。ロボット業界がこれまでどのように発展してきたのかが本章を読めばわかるようになっています。

　第5章では、新型コロナウイルスに対応するために用いられている多くのロボットの事例を紹介しています。医療機関や軽症者用の宿泊施設で用いられるのはもちろんのこと、多くの人が行き交う駅や商業施設でも多くのロボットが活用されています。

　そして、第6章では、AIやロボットの将来展望を記載しました。社会が変革する今この瞬間、AIやロボットがどういう方向に向かっているのか、政府の動向などを踏まえて紹介しています。

　事例紹介だけではなく、特別付録として、現場のリアルな声を記載することで本書の内容に厚みを持たせました。台湾のデジタル担当大臣オードリー・タン（唐鳳）氏のインタビューは、本書の注目トピックのひとつといえるでしょう。世界の頭脳百人にも選ばれ奇才と称される同氏は、新型コロナウイルスに対抗するため、台湾で数々のデジタルツールを素早く実装させていきました。同氏の見る新型コロナウイルスvs.デジタルという視点は、今後の新型コロナウイルスとデジタルとの付き合い方を考える上で大いに参考になるでしょう。また、本書の著者の1人である石井大輔氏は新型コロナウイルスに感染し、患者として医療現場で働く医師や看護師と接することになりました。現場のリアルな苦闘もエンジニアの視点からレポートします。本章だけでも一読の価値ありです。

　本書を読むことで、過去、現在、未来のAIとロボットの姿を概観することができます。これまでAIやロボットに触れる機会が少なかった人たちにもその進展を知っていただければと思います。そして、今後のAIとロボットの発展に思いを馳せてください。コロナ禍という未曾有の緊急事態ではありますが、AIとロボットが作る未来の可能性に少しでも希望や勇気を感じていただければ幸いです。

　本書は、素晴らしいメンバーに協力いただくことで短期間での執筆を実現することができました。日本最大級のAIコミュニティTeam AIを運営する起業家の石井大輔氏。今回、石井氏のネットワークがなければ本書は完成しなかっただろうと考

えられます。そして、偶然にもドラマに登場した南方仁と同じ脳外科医であり、起業家でもある河野健一先生。AIを用いた医療用プログラムの開発を行っており、医師の視点とAIエンジニアとしての2つの視点から本書の内容に厚みを加えてくださいました。そして、PhDを持ち、大企業の最前線でAI研究を行っている小西功記氏。AIに対する最先端の知識と深い理解によって、AIの論文解説に厚みを生むことができました。

　最後に、多様なバックグラウンドを持つ4人の共著という難しい取組みに伴走してくださった編集者の長谷川和俊氏に、この場を借りて感謝いたします。

2021年1月　著者を代表して　清水 祐一郎

目次

第 2 章　新型コロナウイルスとAI
（取組事例）　039

第3章 新型コロナウイルス関連の AI論文 065

第4章 vs.コロナのために押さえて おくべきロボットの動向

第5章 新型コロナウイルスと ロボット（取組事例） 113

vs.コロナのために
押さえておくべきAIの動向

ＡＩの歴史と現在の状況

■■■ ＡＩは第３次ブームを迎えている

　2020年初頭から続く新型コロナウイルスの脅威によって、多くの飲食店や企業が営業自粛やテレワークといった対応を迫られています。テレビ番組のMCがオンラインで番組を進行したり、セミナーがオンラインで開催されたり、また飲み会もオンラインで開催されるなど、多くの変化が起きていることは読者の方々もご存じの通りだと思います。対面が前提である教育現場においても、遠隔での授業が検討、実施されていることは驚くべきことです。オンライン化が一気に進んだことにより、AIによる業務効率化への期待が一層高まっていることも感じられます。

　医療現場でも、オンライン診療に対する関心が高まっています。新型コロナウイルスの影響で、病院・診療所への通院を自粛して、患者数が減っていることから、オンライン診療により、対面を避けて、患者も医師も安心して診察ができる環境を整える取組みが進んでいます。さらに、オンライン診療への関心が高まると同時に、医療現場におけるAI活用への期待も高まっています。

　そこで、本書では、AIが実際にどのように新型コロナウイルスに対して使われているのかを医療現場での適用を中心として、事例や論文とともに紹介していきます。また、AIとともに、ロボットによる人手の代替も盛んに行われています。これについては、第4章以降で紹介していきます。

　まず本章では、AIとはそもそも何かというところから振り返り、新型コロナウイルス以前にはどのようにAIが用いられていたのかを紹介します。

　2015年、AlphaGoというコンピュータ囲碁プログラムがプロ棋士に勝利し、大きな話題を呼びました。囲碁でコンピュータが人間に勝つことは不可能と考えられていましたが、それが実現したことによって、AIに対して世間から大きな期待が寄せられることとなりました。AlphaGoでは、AIの中でも深層学習や強化学習と呼ばれる手法が利用されています。深層学習は、画像解析に強みを持つAIです。画像から自動的にその画像の持つ特徴を抽出でき、画像に写っているものが何であるかを判断することができます。2012年に開催された画像解析の精度を競う競技会で、トロント大学のチームが深層学習を用いたAIで、圧倒的な勝利を収めたことから一気に注目が集まりました。

　深層学習の登場は、昨今の第3次AIブームと呼ばれる社会的なブームに火を付

けるものとなりました。強化学習は、特にロボットの分野で力を発揮しています。何度も試行錯誤を繰り返すことによって、ロボット自身でバランス感覚の獲得、モノの把握や保持などができるようになります。

■■ 過去のAIブームは、社会実装には結び付かなかった

2000年代からスタートした現在のAIブームは、第3次AIブームと呼ばれています。これまでにもAIは二度のブームを迎えたものの普及には至らず、冬の時代を経験しています。それでは、AIの歴史について少し振り返ってみましょう。

第1次AIブームは1950年代後半〜1960年代といわれています。この時期は、コンピュータが推論や探索ができるようになった時代です。迷路やパズルなどのゲームに対し、探索的に答えを得られるようになりました。しかし、ゲームができるだけで、現実の問題を解くことが難しく、第1次AIブームは終焉を迎えてしまいます。

第2次AIブームは1980年代です。この時期は家庭用のコンピュータが登場し、徐々に普及し始めた時代です。この時期には、エキスパートシステムと呼ばれるAIが登場しました。このAIは、専門家の知識を人手で教授することによって、質問に対し、専門家と同様の応答ができるようになりました。しかし、多くの知識をコンピュータに教え込むのが大変だったため、第2次AIブームも終焉を迎えます。

そして、現在が第3次AIブームです。前述の通り、深層学習では知識を教えなくても自動的に画像から特徴を抽出するため、多くの期待が寄せられています。

■■ AIは幻滅期に入ったのか、実装フェーズに入ったのか？

第3次AIブームを迎えて、現在のAIに関する世の中の動きはどのようになっているのでしょうか。これを考える上で参考になるのが、ガートナージャパン社が公開した2020年の日本におけるインフラ・テクノロジーのハイプ・サイクルです。その中で、AIは「過度な期待」のピーク期を過ぎ、幻滅期に突入していると報告されています。第3次AIブームは終焉を迎えようとしているのでしょうか。

昨今のAIの状況を見ていると、過度な期待を抱くことなく、実装を意識した段階へと変わってきている印象があります。AIという魔法の言葉に対し、できることとできないことを整理し、現実的に費用対効果を探り始め、導入すべきところには導入していっているのが実情ではないでしょうか。そういう意味で、これまでのブーム後に訪れた冬の時代とは大きく状況が異なっているといえるでしょう。

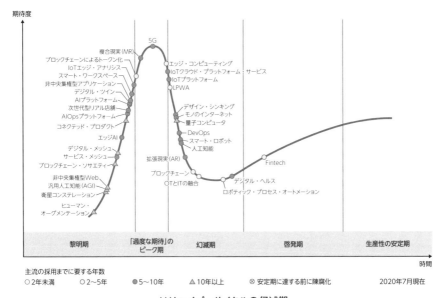

AIはハイプ・サイクルの幻滅期
出典：Gartner「2020年9月10日　プレスリリース」
URL：https://www.gartner.com/jp/newsroom/press-releases/pr-20200910

　たとえば、働き方改革を進めるためにRPA（Robotic Process Automation）導入による業務の自動化・効率化を多くの企業が進めています。2020年にグローバルインフォメーション社が発表したレポートによると、世界全体のRPAの市場は、2020年から2024年にかけ、年平均成長率45％という驚異的な勢いで成長すると予測しています。AIによる大きな貢献がその背後にあることはいうまでもないことでしょう。

　また、AIの代表的な事例である、チャットボットや音声による自動応答などの対話型AIについても導入が進んでいます。先ほどと同様、2020年にグローバルインフォメーション社が発表したレポートによると、世界全体の対話型AIの市場は、2020年から2025年にかけ、年平均成長率21.9％で成長すると予測しています。AIが新しい市場を作っていっている好例ではないでしょうか。

　その他にも、マーケティングでは、AIを用いることで個人の特徴を分析し、その人に最適なアプローチによるマーケティングが行われています。また、検索エンジンによる検索の最適化は私たちも恩恵にあずかっているところです。このように、私たちの身の回りにあるAIは枚挙にいとまがありません。AIが社会実装へとシフトしていることがわかります。

医療におけるAIの利活用

━━ 医療AIもブームを迎えている

　ここまでAIの歴史とAIを取り巻く現在の市場環境の概観を紹介してきました。AIのブームとともに、医療現場にもAI実装の動きがあります。ここでは、医療現場におけるAIの市場環境を紹介します。

　先ほど、AIは第3次ブームを迎えていると紹介しました。AIがブームを迎えるとともに、当然のことながら医療の領域でもAIの応用に対する期待感が高まっています。

　深層学習は画像の特徴を自動的に抽出でき、写っているものの判別が精度よくできると述べました。医療現場では、多くの画像情報が使われています。年に1回の健康診断で使われているレントゲン画像は皆さんにも馴染みが深いと思います。脳ドックを経験したことがある方は、MRIによって脳の断層撮影を行ったことがあるでしょう。MRIでは、数mmの単位で脳の断面を撮影することができ、一度の撮影で数百枚から多いときには数千枚の画像を撮影することがあります。MRIと似たような装置に、CTというX線を使い脳などの断層撮影が行える装置もあります。MRIと同様、一度に数百枚から数千枚の画像を撮影することができます。このように多くの画像を撮影する医療現場でも、深層学習への期待感は高く、AIを医療に応用する多くの論文が発表されています。

　2018年にイタリアの研究チームが、画像診断領域へのAI適用論文の1年間の発表数の推移を調査し、論文にまとめています。同論文では、生物医学文献データベースのEMBASEからAI適用論文数を割り出しています。その論文によると、2006年には年間100本程度しかなかったAI適用論文が、2012年に350本程度まで上昇し、2017年には、900本を超えるまでになっています。特にAlphaGoでAIが注目を集めた2015年以降、論文の公開数が前年よりも100本以上増えており、医療AIの領域も近年研究が急伸していることがわかります。

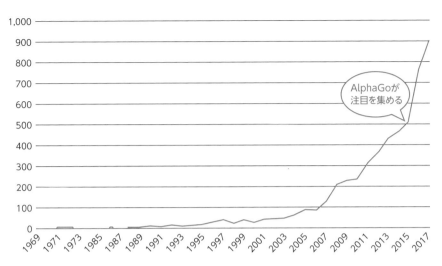

画像診断領域へのAI適用論文の年間公開数の推移
出典：「Artificial intelligence in medical imaging: threat or opportunity?
Radiologists again at the forefront of innovation in medicine」
URL：https://www.ncbi.nlm.nih.gov/pmc/articles/PMC6199205/

▬ 医療AIにもGAFAの動きが活発

　医療AIの研究が急伸しているとともに、ヘルスケアAIを開発するスタートアップへの投資も加速しています。CBインサイツ社が、2015年から2020年の第1四半期まで、四半期ごとにヘルスケアAIへの合計投資額をまとめています。その報告によると、2015年の第1四半期には1.3億ドルだったヘルスケアAIへの投資は、2019年の第2四半期には10億ドルを突破し、第3四半期には16.4億ドルまで上昇しています。およそ4年で10倍以上に膨らんだことがわかります。医療AIの開発が活発化したことに加え、投資家の医療AIへの期待を表しているといえるでしょう。

　特にグーグル社のヘルスケアAIへの投資は活発です。同社のコーポレート・ベンチャー・キャピタルであるGV社のセクター別の投資額を見ると、ヘルスケア領域は2014年にセクター別の投資額でトップになり、全投資額の36%がここにつぎ込まれています。ヘルスケア領域に続いてモバイル領域（27%）、エンタープライズとデータの領域（24%）になっています。コンシューマ領域は、2013年には全投資額の66%が投入されていましたが、2014年には8%に落ち込んでいます。また、GV社のヘルスケア領域への投資の勢いは額だけでなく件数にも現れています。2014年に8件だった投資件数は2017年には27件と3倍以上増加しています。

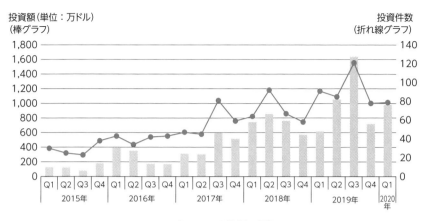

ヘルスケアAIへの投資の推移
出典：CBインサイツ社「Healthcare AI In Numbers Q1'20: The Impact Of
Covid-19 On Global Funding, Exits, Valuations, R&D, And More」
URL：https://www.cbinsights.com/research/report/healthcare-ai-in-numbers-q1-2020/

　アップル社もヘルスケア事業には積極的に取り組んでいます。iPhoneにヘルス
ケアアプリがあることは皆さんご存じのことでしょう。iPhoneに搭載されている加
速度センサーやジャイロスコープ、GPSなどを用いることで、歩行や運動、階段の
昇降に関するデータを自動的に収集することができ、ユーザーの健康管理の一翼
を担っています。また、同社が開発するアップルウォッチには、現在、心電図を測定
する機能が備わっています。この機能は、2018年にFDA（アメリカ食品医薬品局）と
いうアメリカで医療機器に関する認証を行う機関から医療機器としての認可を受
けています。
　アマゾン社も同社の強みを活かし、積極的に薬局との提携や薬のeコマースの
事業に乗り出しています。また、フェイスブック社も近年ヘルスケアへの取組みを
開始することを発表しています。
　このようにGAFAを含め、多くの投資が医療AIに集まっている状況にあります。

■■■ 意外と歴史のある医療AIの取組み

　医療AIの論文投稿数が増加し、投資が加速していることを紹介してきました。で
は、医療AIは過去2回のAIブームでは注目されなかったのでしょうか。いえ、そ
んなことはありません。医療AIの取組みの歴史は意外に古くからあります。これ
までの2回のAIブームでも、医療への適用検討が進められてきました。そこでは
推論システムやエキスパートシステムなどを用いることで、患者の症状から病名を

推論する診断支援システムが検討されてきました。

　最初の診断支援システムが世の中に登場したのは、1970年代です。アメリカのピッツバーグ大学のメンバーによって、インターニスト1と名付けられるシステムが開発されました。インターニストとは、日本語で内科医という意味です。1972年に最初のバージョンが公開され、1986年には、内科領域の570を超える病気の診断ができるまでシステムのバージョンアップが続けられました。それを実現するために学んだ医学知識は25万項目を超えるということですから驚くべき数字です。

　インターニスト1以外にも1970年代にはいくつかの診断支援システムが開発されています。アメリカのスタンフォード大学で開発されたマイシンもそのひとつです。マイシンは細菌感染の治療に対する診断支援システムとして開発が進められました。また、マイシンのシステムを流用することで、同大学チームは、パフという肺の疾患に対する診断支援システムの開発にも成功しています。

　1970年代というと、日本ではようやく事務用の医療システムが開発され、紙から徐々に電子へとシフトし始めようとしていた時代です。そのような時代から海外では既に医療AIへの取組みが開始されていたのです。

　日本でも、医療の知識体系を記述することで、診断支援システムを開発する取組みは進められています。特に有名なのが、東京大学の大江和彦先生を中心とする取組みです。2007年頃から10年以上にわたり知識の構築の検討が行われています。

■■■ 医療AIの提供のために必要なプログラム医療機器の登録

　医療AIは治療に用いられるAIとして、その信頼性が担保されなければなりません。先ほどアップルウォッチはFDAから医療機器として認可されていると述べました。アップルウォッチに限らず、アメリカではFDAという機関が医療AIや医療機器の認可を行っています。日本でも、医療AIが市場に出ていくためには、薬機法という法律に基づき所定の手続きのもと、プログラム医療機器としての認可を受ける必要があります。

　AIが用いられていて、医師が使用するプログラムのすべてが認可を受ける必要があるかというとそうではありません。プログラム医療機器に該当するかどうかの基本的な考え方は次の2点であると厚生労働省から発表されています。

　①そのプログラムが疾病の治療、診断などにどの程度寄与するのか
　②そのプログラムに機能の障害があった場合に、リスクはどの程度あるか

これらの基本的な基準を鑑みた上で、具体的な事例が厚生労働省より発信されています。

たとえば、医療機器で得られた画像などのデータを加工・処理し、診断・治療に用いるための指標、画像、グラフなどを作成するものは、プログラム医療機器であるとされています。また、治療計画・方法の決定を支援するプログラムもプログラム医療機器であるとされています。

一方、プログラム医療機器に該当しないものの例も紹介されています。既存の電子カルテなど既に市場に出ていて臨床で使用されているものは、基本的に該当しないと考えられます。たとえば、医療機器で取得したデータを、データ加工を行わず診療記録として保存するためのプログラムは該当しません。また、血液検査などのデータを統計処理して表示するプログラムについても、データの加工は行っていますが、直接的に診断に用いるものではないため、プログラム医療機器ではないとされています。また、公知の情報を用いて薬剤の投与量に関する知識を提供するプログラムもプログラム医療機器からは除外されています。

■■■ 医療AIの提供のために必要な事業者としての登録

医療AIがプログラム医療機器に該当する場合、その管理体制についてもきちんと認めてもらわなければなりません。それが事業者としての業許可です。業許可には3種類あります。医療機器製造業、医療機器製造販売業、医療機器販売・貸与業です。

医療機器製造業の業許可は、プログラム医療機器の場合は、設計またはプログラムの記録媒体の保管をする場合に必要な許可です。医療機器製造業の業許可を持つものは医療機器製造販売業の業許可を持つものに対して、成果物を納入します。

医療機器製造販売業の業許可は、プログラム医療機器の製品の流通や安全管理、品質管理の全責任を負う立場の事業者が必要な許可です。プログラムの設計を行う事業者の監督責任も負います。医療機器製造販売業者は医療機器販売・貸与業の業許可を持つものに対し、製品を販売することができます。

そして、医療機器販売・貸与業の業許可は、市場に対し、実際にプログラム医療機器を売ることができる許可のことを指します。

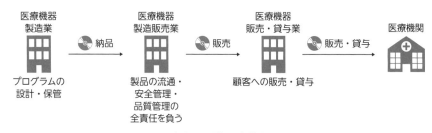

業許可の種類と全体像

　このように、プログラム医療機器自体に対する許可とそれを扱う事業者に対する許可の2つを得ることによって、医療AIを市場に提供することが可能になります。

医療AIの社会実装例

━━ X線の一般検査に対するAIの適用事例

　新型コロナウイルスによる肺炎の診断に際し、PCR検査が一般的に認知されるようになりました。しかし、新型コロナウイルスの流行初期には、いきなり診断のためにPCR検査を行っているわけではありませんでした。まず胸部X線撮影やCT検査を行い、胸部画像から肺炎が見つかった場合に、PCR検査を行うというプロセスが採られていました。そのため、新型コロナウイルスの診断を支援するための、胸部X線画像やCT画像を用いた医療AIが数多く登場しました。

　こうしたAI適用の取組みは、新型コロナウイルスをきっかけに盛んになったわけではありません。これまでにも多くの取組みがなされ、既にプログラム医療機器として認可を受けたものもあります。ここでは、既に世の中で取り組まれている胸部X線撮影などのX線の一般検査やCT検査に対する医療AIを紹介します。

　まずは、一般撮影検査です。グーグル社の医学研究機関であるグーグルヘルスが2019年にAIを利用して胸部X線画像から気胸をセグメンテーションした結果について公開しました。気胸とは、肺に穴があき、肺の外側に空気が漏れた状態のことをいいます。漏れた空気が胸腔内にたまると肺がつぶされるので、息苦しさなどの症状が現れます。X線画像から肺のつぶれの程度を確認することで重症度を診断することができます。同社では、アポロ病院との共同研究によってAIの学習用データを集め、アメリカ国立衛生研究所（NIH）で公開されているオープンデータとあわせて60万件以上のデータによって研究を遂行しました。

　日本においては、ライフサイエンス領域の画像解析に強みを持ち、2014年に設立したエルピクセル社がこれに関する研究を進めています。同社では、胸部X線画像の肺結節と考えられる部位のセグメンテーションを行う診断支援AIを開発しています。肺結節は、肺がんの初期変化として現れるものです。2020年8月に同ソフトは医療機器製造販売の承認を取得し、既に市販されています。

━━ CT検査に対するAIの適用事例

　次に、CT検査の画像解析のAI適用事例を紹介します。CT検査は、病気や手術前後の精密検査、経過観察など、さまざまな用途で利用されています。CTは、前項でも紹介した通り、X線によって、全身の輪切りの画像（断層画像）を撮影できる

機械のことです。日本は、人口100万人に対するCTの設置台数がOECD加盟国の中で1位であり、CT検査に対する整備が整っています。その分、医療AIの活躍の機会が多くあるといえます。

アメリカでは、エンリティック社がCTやMRIの画像診断支援のAIを開発しています。臨床研究の結果、同社のシステムを用いると、胸部CT画像の悪性腫瘍の発見を、18カ月早期化することができるという結果が出ています。また、CT画像を見て診断を下す放射線科医が1枚の画像を確認する時間も21%削減したという結果も出ています。同社のシステムは日本での展開も検討されており、2019年に、同社とコニカミノルタ社、丸紅社との間で、胸部X線AIの開発に関する共同開発契約の締結が発表されました。

他にも、アメリカのビズ社がCTやMRI画像の画像解析AIの開発を進めています。同社の開発するAIを搭載した脳卒中の診断支援システムは、2020年にFDAによる認可を受けています。イスラエルのエイドックメディカル社もCT画像中の異常部位を特定する画像解析AIを開発しています。2018年には、脳画像中の頭蓋内出血を検出するソリューションによってFDA認可を取得し、翌年には、胸部のCT画像から肺塞栓症（はいそくせんしょう）の検出、頸椎（けいつい）の画像から頸椎骨折を検出するソリューションによってFDA認可を取得しています。

日本においては、富士フイルム社がCT画像から肺結節を検出するシステムを開発し、2020年にプログラム医療機器の承認を取得しています。

このように、アメリカ、イスラエル、日本などでCT画像を用いた多くの診断支援のAIが開発されています。

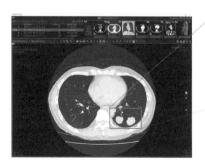
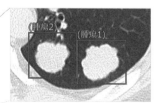

SAI viewer上で肺結節候補の検出結果を表示

富士フイルム社のCT画像における肺結節検出例
出典：富士フイルム「2020.5.27 ニュースリリース」

■■■ テキストデータは非構造化データ

　画像以外にもさまざまな領域で医療AIは活躍しています。そのひとつにテキスト解析を用いた医療AIがあります。医療の領域では、多くのテキストデータが扱われています。医者が患者を診察したときに症状を記録する電子カルテもテキスト形式で記載されます。また、医師からもらう処方箋にも薬の名前など多くのテキストデータが含まれていることは皆さんよくご存じかと思います。CT画像から放射線科医が診断を下した際、診断結果を主治医に伝えるために記載する読影レポートもテキストデータとして記録されています。

　このようにさまざまなシーンでテキストが記録されています。しかし、テキストを解析するのは容易ではありません。テキストデータは非構造化データであると聞いたことがあるでしょうか。構造化データとは、簡単にいうと、コンピュータがその意味を理解できるように記述したデータのことを指します。一方、非構造化データとは、コンピュータに理解できない記述形式で記述されているデータのことです。

　コンピュータで文字を打って保存することができるのに、意味が理解できないとはどういうことでしょうか。それは、コンピュータで打っている文字は、ただ文字の羅列として表示されているにすぎず、単語の存在を認識しないからです。

　そうするとまた別の疑問がわいてきます。文字の変換ボタンを押すと正しく変換ができるのはなぜでしょうか。それは、IMEに秘密があります。IMEには、文章を分節や単語に区切る形態素解析という技術が使われており、それによって、一連の文字列を単語に分割し、その単語に該当する漢字候補を提示することができているのです。今は当たり前のように皆さんが使っている漢字変換にもAIで用いられている技術が使われているのです。

　形態素解析を用いると文章を単語に分割できることがわかりました。あとは、構造化です。たとえば、出現した単語と単語数の組み合わせを作っていくことや、あらかじめ想定した単語が出現したかしなかったかを記録していきます。

　このようにして、コンピュータは文章を理解できるようになるのです。私たちが文章を理解する、すなわち文章の意味がわかることと構造化は少し異なりますので注意してください。「すももももももものうち」という文章があった場合に、「すもも：1回、もも：2回」というように文章の特徴を抽出して整理することが構造化となります。

医療におけるテキストデータの構造化

　形態素解析によって文章を構造化できることがわかりました。形態素解析を行う際には、単語の辞書を用いて単語を特定します。同じように医療のテキストデータを解析するためには、医療特有の用語を単語として認識するための辞書が必要になります。そのため、辞書を整備し、医療のテキストデータの構造化を支援する事業者があります。

　アマゾン社がその代表例です。同社では、医療情報を構造化するための自然言語処理サービスを提供しています。同社が構築した医療用語のデータベースを利用することによって、医療文章から医療用語や処方薬の情報を抽出することができます。2018年からサービスの提供が開始され、翌年からは病名と病名に割り振られている標準コードとの対応付けが効率的にできるようになりました。アマゾン社が医療の領域に注力し始めたことは先ほど述べましたが、このような形でも同社のAI技術が利用され始めているのです。

　また、イギリスでは、クリニシンク社が医療データの構造化によるサービス提供を行っています。同社のサービスは、治験の際の患者検索支援などで利用されています。薬の治験を実施する際には、その薬による治療の対象となる患者を探す必要があります。その患者が、薬の治療対象となる病気であるか、他の持病を持っていないかなど、薬を投与しても問題ない条件を満たすかどうかを判断する必要があります。電子カルテデータが構造化されていないと、いちいち電子カルテを開いて手作業でその条件に合致するかを確認しなければなりません。しかし、構造化されることによって、素早く患者の検索ができるようになります。

　日本では、電子カルテベンダーであるきりんカルテシステム社がTXPメディカル社とともに電子カルテを構造化するための医療言語処理エンジンを開発したことを発表しています。TXPメディカル社は救急外来のシステムの提供などに強みがあります。同社が医療用語を整備することで、きりんカルテシステム社の開発する電子カルテから医療情報だけを抜き出し、構造化することが可能になりました。

構造化データを用いた医療への応用

　電子カルテの構造化によってできるようになることのひとつに病名の類推があります。次ページの図をもとに説明します。

　図の中の構造化カルテの中身を見ていきましょう。図中では、頭痛、鼻汁、咽頭痛、咳、発熱に「＋」の印が付いています。一方、下痢と嘔吐には「－」が付いてい

| 通常のカルテ | 構造化カルテ |

通常のカルテ

S：
朝から頭が痛い。鼻水、喉も痛い。咳が出る。
熱MAX 38度。下痢・嘔吐はなく、食事は取れている。
周囲にインフルエンザなし。孫からうつったのかもしれ
ない。薬希望。
心筋梗塞でカテーテル治療後。
内服：アスピリン、コレステロールの薬（スタチン）

O：
元気そう。
項部硬直なし。
扁桃 np、リンパ節触れない。Chest clear

AP：
風邪?
高齢なのでレントゲンだけ撮っておく
→肺炎ではなさそう。URI s/o. 処方で経過観察。

構造化カルテ

標準症状名	有無
頭痛	＋
鼻汁	＋
咽頭痛	＋
咳	＋
発熱	＋
下痢	－
嘔吐	－

標準化既往歴名	備考
急性心筋梗塞	カテーテル治療後

標準化常用薬名	薬効分類コード
バイアスピリン	3399
スタチン	2189

標準化診断名	備考
急性上気道炎	疑い

電子カルテの構造化
出典：きりんカルテシステムプレスリリース「AIによる電子カルテ構造化技術を開発」（2018.9.3）

ます。そして、既往歴の欄には「急性心筋梗塞」の記載があります。これら7つない
し既往歴を含めた8つの項目を特徴量という変数とすることができます。上図で
は、それらの特徴が構造化されており、アルゴリズムを適用することで、これらの
特徴を持つ何らかの結果を出力することができるようになります。

　それでは、結果として得るべき出力は何になるでしょうか。それは、診断病名で
す。ここでは、「急性上気道炎」と記載があります。すなわち、この例では、7〜8つ
の特徴量を持つ構造化データから急性上気道炎を出力する病名類推AIが作成で
きることになります。

　また、あわせて「バイアスピリン」や「スタチン」という常用薬を内服しているこ
とが記載されています。もし、これらの薬に副作用があれば、副作用情報も診断病
名を出力するために必要となるかもしれません。今回の症状が薬の副作用が疑
われる場合には、診断病名が変わる可能性があるからです。このように、病名を
類推する際には、電子カルテのデータだけではなく、それぞれの用語の知識を含
む幅広い知識が必要になることがわかります。

　実際に、このように構造化したデータを用いることで、病名を類推するAIが開
発されつつあります。たとえば、日本内科学会、自治医科大学、東京大学、プレシ

ジョン社により開発されたAI検索システムがそれに当たります。日本内科学会に蓄積されている5万件以上に及ぶ症例報告を構造化し、患者の症状や所見と類似する疾患を検索することができます。このシステムは日本内科学会の会員は無償利用することができます。また、プレシジョン社では、4種の医学教科書群を用いて独自に診療支援システムの開発も行っています。

　初診の際に患者が記載する問診をAIによって最適化し、病名予測を実現する取組みをしている会社もあります。それが、2017年創業のユビー社です。最近では3分診療などといい、診察時間が3分程度である場合がほとんどです。そのため、診察前の待ち時間を有効活用し、なるべく多くの患者の症状を集めようとするのが同社の開発するAI問診Ubieというシステムです。患者が入力する症状に応じて質問項目が最適化されることで、より深く患者の症状を尋ねることができます。また、その結果を用いて病名の推測を行うことができるようになっています。

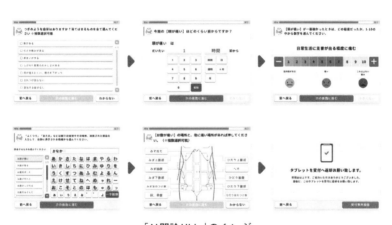

「AI問診Ubie」のイメージ

━━━ 一般人向けの病気のスクリーニングAI

　病気の診断支援システムであれば、医師だけでなく患者も使うことができそうです。実際にそのようなシステムも開発されています。病院に行く前に一般の人が自分の症状の緊急性やかかるべき診療科などを判断するための情報を提供する医療AIです。このようなスクリーニング用途のAIの中には、ウェブサイトで気軽に利用できる無料サービスも登場しています。現在の自身の症状を入力することで、病気の原因に関する示唆を得ることができます。

　アメリカでは、健康や福祉に関するニュースメディアであるウェブMD社がスクリーニング用の医療AIを公開しています。自身の現在抱えている症状を入力することで、病名の候補が表示されます。さらに、気になる病名のリンクからその病名の詳細な情報を知ることができます。アメリカは日本と違い国民皆保険ではないため、医療機関を受診せず市販薬によって症状を和らげることも多いです。このようにウェブ上で自分の病状の原因を気軽に調べることができることは、多くのアメリカ国民にとって有益なサービスです。ブイヘルス社も同様に、症状から病名候補を表示するサービスをウェブ上で展開しています。

ウェブ MD 社の病名予測
出典：ウェブ MD HP
URL：https://symptoms.webmd.com/default.htm

　日本でも一般の方が利用できるサービスがあります。埼玉県では、AI救急相談のサービスを提供しています。これは、チャットボットと会話しながら自分の症状を伝え、その結果、救急車を呼ぶ必要があるか、何科を受診すればよいかなどのアドバイスを受けることができるサービスです。同サービスによって不必要な救急車の出動要請を防げる可能性があります。
　このように一般の人にもスクリーニング用途の医療AIとして、身近なところで医療AIは利用されているのです。

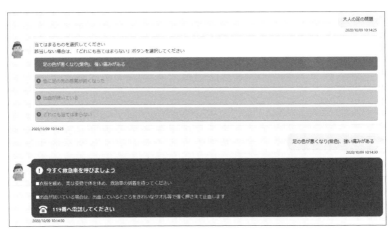

埼玉県AI救急相談のチャット画面

■■■■ 創薬に対する医療AIの実装例

　創薬に対する既存の取組みも振り返っておきます。新型コロナウイルスの死者数はインフルエンザよりも多くなく、恐れるようなウイルスではないという見方もあります。しかし、このウイルスの恐ろしいところは、十分な効果を示した予防薬（ワクチン）や治療薬がないところです。すなわち、一度罹患してしまうと、自分の治癒力を信じるしかないということです。新型コロナウイルスが落ち着くためには、一刻も早い薬の開発が必要になります。

　製薬会社では、毎年多くの研究開発費が投じられ、新薬の研究開発が実施されています。たとえば、ジョンソン・エンド・ジョンソン社では、2017年のデータによると、売上げの10〜15%程度を研究開発費にあてています。その額、1兆円以上に上ります。その他にも、ロシュ社、ノバルティス社など、多くの製薬会社が1兆円前後の資金を研究開発費に投じています。しかし、そのような製薬会社の研究開発がありながら、市場に出てくる新薬は年間50にも達しません。なぜ新薬の開発は、ここまで多くのコストと時間がかかるのでしょうか。

　その原因は、新薬の開発にあたって多くのスクリーニングが実施されていく中で、研究された薬の多くが市場に出ていく基準をクリアできないためです。順を追って見ていきます。

① ターゲットタンパク質の発見

　まずは、何をターゲットに薬を作るのかを見つけなければなりません。ターゲッ

トタンパク質は、主に酵素と受容体のどちらかであることが基本です。

　酵素は、化学反応を促進するための物質です。酵素の働きを阻害することができたら、病気の原因となる化学反応を止めることができます。受容体は、細胞外からの情報を細胞に取り込むための入口の役割を担っています。受容体をふさぐことで、病気の症状を引き起こしている情報の侵入を防ぐことができたら、病気の原因を取り除くことができます。

② リード化合物の発見

　ターゲットタンパク質が見つかったら、次は、ターゲットタンパク質に有効に作用しそうなシード化合物と呼ばれる、薬の開発の出発点となる化合物を見つけます。

　シード化合物の探索方法としては、製薬会社は、化合物ライブラリーという今まで合成された化合物のリストを用いることが多くあります。そして、化合物ライブラリーから見つけたシード化合物を、病気に対して最も有効に作用する形へと最適化します。シード化合物を最適化してできた化合物をリード化合物といいます。化合物ライブラリーの検索や、リード化合物の発見に対して行うさまざまなシミュレーションに対し、AIは有効に働く可能性があります。

③ 動物による試験

　最適なリード化合物が見つかったら、次に行うのは、人への影響のシミュレーションです。薬が体内でどのように効くのかをシミュレーションしたり、実際にラットなどへ薬を投与したりすることで、毒性はないかどうかを判断します。毒性が見つかれば、いくら有効に働いたとしても人には使えません。

④ 人に対する臨床試験

　そして、安全性や有効性がある程度保証された段階で人に投与し、予想外の副作用が発生しないかなどを評価します。

　このように多くのプロセスを経て薬は開発されており、多くのAIが実際に活躍しています。2020年には、大日本住友製薬社とイギリスのエクセンティア社がAIを活用して開発した新薬の臨床試験が開始されたことが発表されました。AIを用いて開発した新薬の臨床試験は世界初とのことで、注目を集めています。

混雑緩和に対する取組み

━━ 新型コロナウイルス以前の混雑緩和の取組みを振り返る

　新型コロナウイルスの蔓延をきっかけに、3密という言葉が有名になりました。密閉、密集、密接の3密です。現在では、飲食店やイベントを開催する際には、いかに3密を避けるかが焦点になっています。3密を回避するための混雑可視化ソリューションについても検討が進んでいるところです。

　ところで、混雑緩和の取組みは新型コロナウイルスをきっかけに始まったわけではありません。東京都では東京オリンピック開催の際に、電車や首都高速の交通網が麻痺してしまう可能性を考慮し、時差通勤やテレワークの推奨などを積極的に実施してきました。混雑緩和に対し、これまで世界ではどのような取組みが実施され、どのような成果を上げてきたのか、事例をもとに紹介していきます。

━━ 混雑の可視化と予測を提供するソリューション

　混雑を可視化することによって、混雑の平準化を実施する、また利用者の意思決定の支援を行う取組みを実施している企業があります。最も一般的に用いられる方法は、アプリや携帯電話のGPS情報をもとに、ユーザーが今いる地点を収集し、どこにどれぐらいの人が密集しているかを可視化する方法です。

　たとえば、グーグル社は、Google Map上で、飲食店や道路の混雑状況を可視化して一目でわかるようにしています。飲食店を検索し、Google Mapを開いた際に、1時間ごとに訪問数の多い時間帯を棒グラフで表示しているのを見たことがありませんか。また、車で出掛ける際に、Google Mapで現在地と行き先を設定してルートを表示したときに、道路の混雑状況が赤や黄色で表示されているのを見たことがある人も多いと思います。ドイツのアーティストがカートの中に99台のスマートフォンを入れて道路の真ん中を歩いたことによって、Google Map上に仮想混雑が現れたニュースが出たのも記憶に新しいところです。

　この事例は街や駅の混雑状況を可視化するソリューションですが、電車の混雑を予測するソリューションもあります。ヤフー社では電車の異常混雑予報という混雑予測ソリューションを提供しています。Yahoo!路線情報のユーザーの検索情報をもとに、特定の駅や路線が通常とは異なる過度な混雑が発生する可能性を可視化しています。

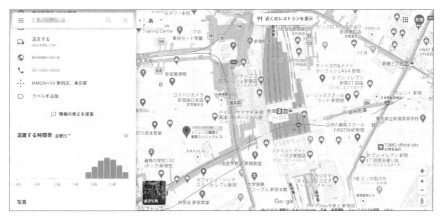

Google Mapでは1時間ごとの店舗の混雑状況を棒グラフで表示している

　異常混雑予報では、主に2つのアルゴリズムを利用することによって、異常混雑の可能性を予測しています。1つ目のアルゴリズムは、平常時であればどれぐらいの人が検索するかを予測するアルゴリズムです。過去の検索データをもとに、天気や曜日、祝日などを考慮した上で、その日の検索数の予測を行います(biモデル)。もうひとつのアルゴリズムが、当日の実際の検索数の予測を行うアルゴリズムです。多くの人がイベントなどに行く場合には、あらかじめ現地への行き方を調べるため、イベント開催の1週間ぐらい前から徐々に検索数が増加していくことは想像に難くありません。そうした当日までの検索数の遷移から、当日どれぐらいの検索数が見込まれるか予測することができます(ARモデル)。平常時の検索数の予測値と当日の検索数の予測値との乖離が大きい場合には、異常な混雑が発生することになります。

　このように、普段何気なく使っているアプリの混雑予報にもAIが使われており、AIの力で混雑回避行動を私たちは取ることができるようになっているわけです。

　他にも、エビラボ社では、POSレジの情報から来店客の数の予測ソリューションを提供しています。また、乗換案内などを提供するナビタイムジャパン社も混雑予測に力を入れて取り組んでおり、その他にもさまざまなソリューションが新型コロナウイルスが流行する前から存在しています。

検知方法
biモデルとARモデルの比率から混雑を検知

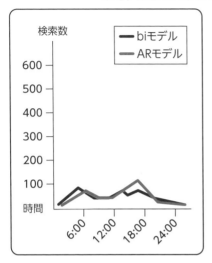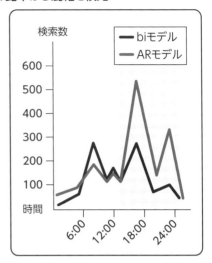

異常混雑予報の仕組み

出典：YAHOO!JAPAN 路線情報「【混雑予報】異常混雑検知のしくみについてご紹介－後編」
URL：https://blog-transit.yahoo.co.jp/column/congestion_02.html

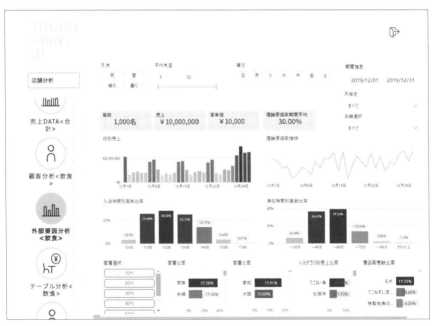

エビラボ社の店舗データ分析サービス「TOUCH POINT BI」

━━━ 世界のさまざまな混雑緩和施策

　混雑の可視化や予測による情報提供はその効果を計るのが難しいところではありますが、私たちの意思決定の一助になっていることでしょう。世界では、さまざまなアプローチを用いることで実際に混雑緩和を実現する取組みが行われてきました。ここで紹介するものはAIを用いたものではなく、私たちの行動変容を促すための仕掛け作りの取組みです。近年では、行動経済学の知見を用いた行動変容も注目を集めていますが、新型コロナウイルス対策の参考情報として紹介します。

　有効な取組みのひとつとして行われているのが、行動変容に対するインセンティブを与えようというものです。東京都で実施している時差Bizの取組みの中でも、インセンティブを用いたものがあります。2018年度に時差Biz推進賞をプロモーション部門で受けたコカ・コーラ ボトラーズ ジャパン社はその一例です。同社では、2018年の7月から9月の3カ月間、朝5:00〜7:59と夕方17:00〜19:59の時間帯にCoke ONの付与スタンプを2倍にする取組みを行いました。その結果、月平均135%の利用増となりました。

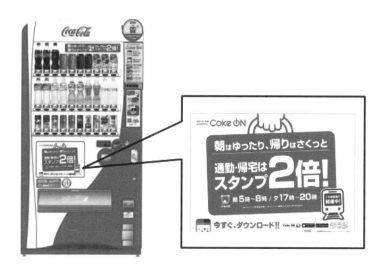

Coke ONアプリを活用した自動販売機タイムサービス

また、交通の代替手段の整備も行動変容を促す取組みのひとつです。フランスのパリでは、2007年に自転車のシェアリングサービスを開始し、移動の多様性を確保する取組みを進めています。

　ダイナミック・プライシングという需要に応じて料金を変動させる取組みも積極的に実施されています。日本では、土日や休日、連休中に航空券やホテルの宿泊費が値上がりすることは当然のことになっています。世界では、日々の通勤時間帯の料金を変動させることで、ピークをシフトさせようとしている国もあります。香港では、マサチューセッツ工科大学との実験で、午前7:15以前の料金を25％値引きしたことによって、朝の通勤ラッシュが3％削減されました。

　情報提供によってデファクトスタンダードを作ってしまうのも行動経済学のひとつのアプローチです。アメリカで実施されている自転車通勤の推奨月間を定めることや、自転車通勤推奨週間を定めることによって、自転車通勤に変化させる取組みがそれに当たります。キャンペーン期間中の行動変容は増えますが、行動として定着しづらい課題はあります。

　このようにいろいろなアプローチで、これまでにも混雑緩和に対する取組みが行われています。新型コロナウイルスによって、混雑緩和の必要性が増してきています。事業成長と混雑緩和は相反するものとも思えますが、その両方を得るイノベーションも必要かもしれません。

第 2 章

新型コロナウイルスとAI （取組事例）

製薬・医療業界の vs. コロナの取組み

━━ vs. コロナの AI の研究トレンド

　前章では、医療AIや医療AIを巡る法規制、さらにはAIを使った混雑緩和の取組みなどを紹介してきました。AIによって、新型コロナウイルスに対抗するための多くの製品・サービスが生み出されることを期待する一方で、医療に資するAIを論じるときは、医療の規制は避けては通れないのが現状です。ただ、vs. コロナのために法規制を緩和する動きもあるため、研究・開発・販売までのプロセスが短くなっていることも事実です。本章では、実際に企業が取り組んでいるvs. コロナのサービスを紹介していきます。

　企業の取組みを紹介する前に、実際にどれくらい新型コロナウイルスに関連する研究が行われているのか、また、そのうちAIに関連する論文はどの程度あるのか、そのトレンドを示します。また、次章では、研究論文をいくつか取り上げ、その内容を紹介していきますが、まずは概論を見ていきましょう。

　2020年4月にWHOの研究者などを含む研究チームから、vs. コロナのAI研究のトレンドを示す論文が発表されています。その論文では、2020年1月1日から4月5日までの期間、1週間ごとに公開された論文数の推移が示されています。

　まず新型コロナウイルス関連の論文全体としては、1月の1週目は0に近かったですが、2月に入った頃から1週間に200本程度公開されるようになり、3月に400本、4月には1,000本程度にまで指数関数的に増大しています。そして、4月5日時点で累計4,500本近くの論文が投稿されています。新型コロナウイルスの感染拡大の初期の頃から、多くの研究者によって、その実態が徐々に明らかにされていっている様子を示していると考えられます。

　そして、それらの論文のうちAIや機械学習、深層学習などのAI関連のキーワードを含む論文は100本程度となっています。調査によると、3月の中旬頃から論文数が増加しています。患者数の増加によりデータが手に入りやすい状況が整備されてきたからでしょう。

　本書執筆時点で、2019年に新型コロナウイルスの症例がはじめて報告されてから1年以上が過ぎました。この間、多くのワクチンや治療薬が治験、臨床応用され

コロナウイルス関連全論文

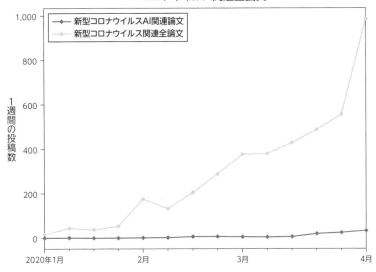

コロナウイルスAI関連論文

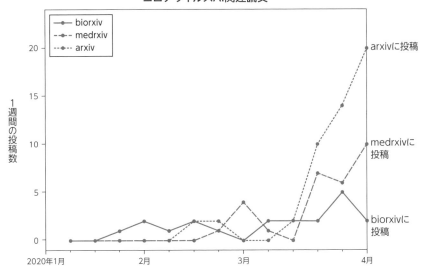

※biorxiv、medrxiv、arxivは、正式な査読を受ける前に研究者が論文を公開するためのプラットフォーム。biorxivでは生物学や化学関連の論文、medrxivでは医療関連の論文、arxivでは物理学や情報工学などに関連する論文が公開されている

vs. コロナのAIの論文推移

出典：カーネル大学HP「Mapping the Landscape of Artificial Intelligence Applications against COVID-19」
URL：https://arxiv.org/abs/2003.11336

ていることが報道されています。2020年4月に比べ、さらに数倍以上の論文が投稿され、世界中で多くの新たな研究が行われていることと考えられます。

■■■ 新型コロナウイルスのスクリーニング用途に用いられるAI

　新型コロナウイルスによる肺炎の拡大をきっかけに、少しの風邪でも新型コロナウイルスに罹患したのではないかと気にする人も多いでしょう。また、病院に行ったときに、自分の周りに新型コロナウイルスを保持する患者がいないかと心配になることもあるのではないでしょうか。

　AIを用いてそのような不安を緩和する取組みが行われています。たとえば、自宅で気になる症状があったときに、気軽に自分の症状を入力し、病院を受診すべきかどうかの判断基準を示してくれるAIの開発が進められています。また、病院に行ったときに、入口で新型コロナウイルスに罹患している可能性があるかどうかを判断し、罹患が疑われる場合には適切に隔離できるようなAIの開発も行われています。

　そのような取組みで代表的なサービスを提供しているのが、第1章でも登場したユビー社です。同社では、2つのサービスの提供を開始しました。

　1つ目のサービスが、自宅で事前問診ができる「AI受診相談ユビー新型コロナウイルス版」というサービスです。2020年4月より提供が開始されています。このサービスは、ユビー社の共同代表を含む5人の有志によって設立された日本医療受診支援研究機構社から無償提供されています。ユーザー登録などは不要で、20問ほどの質問に回答することで、候補病名を複数提示してくれます。そして、回答内容に応じて救急安心センターへの問い合わせや適切な医療機関の提示など、どのような行動を取ればよいかを知ることができます。

　2つ目のサービスが、「COVID-19トリアージ」支援システムです。2020年5月にリリースされたこのシステムは、既存のAI問診サービスであるUbieの追加機能として搭載されました。医療機関が使うことを想定したサービスで、患者が医療機関に来る前や受付で入力した問診の内容を事前に確認し、新型コロナウイルスの疑いがあるかどうかを判断することができます。事務や医師へのアラート機能も搭載しているので、感染の見逃しを防ぐことができ、院内での感染拡大防止に役立っています。この機能は、既に東京の目黒みらい内科クリニックや福岡の田主丸中央病院など、多くの医療機関で試験導入され利用され始めています。

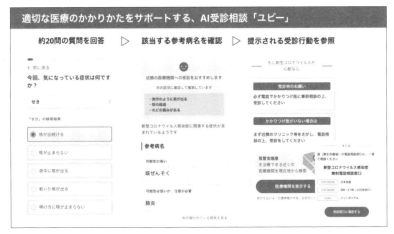

「AI受診相談ユビー新型コロナウイルス版」の使い方画面

　アメリカでは、連邦機関である疾病予防管理センター(CDC)がチャットボットによる新型コロナウイルスのセルフチェックツールを公開しています。同ツールでは、マイクロソフト社のチャットボットが利用されており、2つのテストを実施することを目的としています。1つ目が現在新型コロナウイルスの感染の可能性があるかどうか、もうひとつが過去に感染していた可能性があるかどうかを確認するものです。アメリカは国民皆保険制度ではないため、新

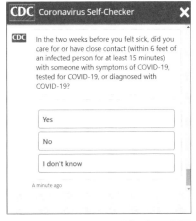

CDCの新型コロナウイルス評価ボットの画面

型コロナウイルスに罹患しても自宅での療養を基本とし、重症化の予兆がある場合にのみ適切に医療機関を受診できるように、このツールが支援しています。

　イギリスでも同様に、患者への問診情報から、AIによるトリアージを実現しています。患者が医療機関への予約を入れる際に問診を記入することで、AIが自動的に優先して医師が対応すべき患者を赤黄青の3段階で医師に連絡します。その結果をもとに、医師は診察の優先順位を付け、医療崩壊を防いでいます。

　AIが普及する以前には、疑わしい症状があった場合には、医療機関に問い合わせるか、実際に受診するしか手段がありませんでした。しかし、AIの普及によって、自宅から手軽に自分の今の症状がどのような病気に起因する可能性がある

のかを確認し、何らかの示唆を得ることができるようになりました。また、グローバルな知見をすぐにシステムに反映し、都度更新することも容易になりました。AIがなければ、もしかしたら新型コロナウイルスの感染拡大はさらに進んでいたかもしれません。技術の進歩が私たちの健康に貢献していることを実感します。

━━━ 新型コロナウイルスによる肺炎の画像診断に用いられるAI

　第1章でX線画像に対するAIの適用事例が多く世の中に登場していることを紹介しましたが、この技術が新型コロナウイルスの感染によって起こり得る肺炎の診断に活用されています。肺炎の診断には、胸部レントゲン検査やCT検査が用いられています。それらの検査で撮影した画像に対するAIの適用も世界中で進んでいます。

　この取組みは世界中で進んでいる一方で、CT画像に対するAIの適用にはプログラム医療機器としての承認が必要です。このことから、プログラム医療機器は、市場へ投入するまでに時間がかかることが懸念されます。そのため、2020年4月に、厚生労働省から新型コロナウイルスに関連する医療機器や医薬品は優先的に審査を行うことが発表されました。この発表によって、プログラム医療機器の審査および承認のスピードが速まり、既にいくつかは承認されています。

　最初に日本で承認されたプログラム医療機器は、北京のインファービジョンテクノロジー社の新型コロナウイルスによる肺炎の検出AIでした。日本での販売をCES社が担うため、同社から2020年5月12日に申請され、同年6月3日に承認されました。

　このシステムでは、CT画像解析を行い、ウイルス性肺炎の可能性を「高」「中」「低」「0%」の4段階で表示し、医師に示すことができます。日本人のデータをもとに試験が行われ、その結果が公開されています。ウイルス性肺炎、非ウイルス性肺炎、正常肺の3種類174例のCT画像をもとにテストが行われました。174例のうち、33例はウイルス性肺炎でしたが、本システムで「高」または「中」と診断されたウイルス性肺炎は28例でした。約85%の精度になります。一方、141例の非ウイルス性肺炎および正常肺のうち60例を「中」以上と診断しており、擬陽性、すなわち本来はウイルス性肺炎でないものをウイルス性肺炎と診断する確率もかなり高いことがうかがえます。現時点では、このシステムの診断結果は参考情報にとどめ、最終的には医師が診断することになっています。

　インファービジョンテクノロジー社のシステムに続いて日本で承認されたCT画像解析プログラムが、中国のアリババDAMOアカデミー社によって開発されたシ

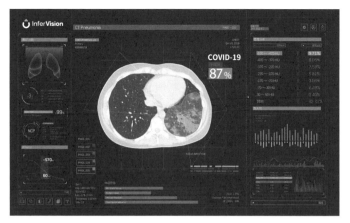

インファービジョンテクノロジー社の肺炎検出AIのイメージ画面
出典：InferVision HP
URL：https://global.infervision.com/product/5/

ステムです。日本では、M3社の子会社であるMICメディカル社から販売されます。

　このシステムは、武漢など中国の複数の病院で撮影された新型コロナウイルスによる肺炎のCT画像8,667例をもとに開発されたシステムです。肺炎が疑われる部位に目印を付け、その確信度を0〜1.0の間で表示することができます。このシステムでも日本人の704例のCT画像を利用した試験が行われています。704例のうち、PCR検査で陽性の患者327例、陰性の患者は377例でした。327例のうち0.1以上の確信度で検出できたのは293例と、約90%の精度であることが明らかにされました。一方で、こちらのシステムもPCR検査陰性の患者を高い確率で肺炎であると診断してしまっており、結果には注意が必要になります。

　日本で承認された2例を見てもわかる通り、AIの臨床応用には注意が必要です。そして、アリババ社などを含めて、多くの中国企業が医療AI開発に力を入れていることもわかります。

　日本からは、NTTデータ社が新型コロナウイルスによる肺炎へのAIの適用を発表しています。インドのディープテック社との共同で開発し、まずはインドにあるルビー・ホール・クリニックから導入を始めているとしています。NTTデータ社は医療機器の製造販売業許可を持っていないため、日本での展開はまだ先になる可能性がありますが、他にも多くの日本企業が開発を加速させています。たとえば、富士フイルム社は研究開発に着手、富士通社は東京品川病院との共同研究開発に着手することが発表されています。

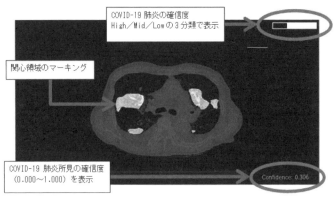

COVID-19 肺炎の確信度
High／Mid／Low の 3 分類で表示

関心領域のマーキング

COVID-19 肺炎所見の確信度
（0.000〜1.000）を表示

Confidence: 0.306

MIC メディカル社から発売される AI システムのイメージ

　また、CT画像だけでなく、胸部レントゲン検査に対するAIの適用研究も行われています。台湾では、台湾AIラボ社と衛生省が官民連携の共同開発の取組みを行いました。本システムは、驚くべきことにPCR検査で陽性が判明する以前の胸部レントゲン検査画像から新型コロナウイルスによる肺炎の検出に成功しました。既に世界中の多くの医療機関からの問い合わせを受け、全世界に輸出を検討しています。このように高い精度で新型コロナウイルスを検出できれば、感染拡大の抑止が期待できます。

患者の重症化を予測するAI

　ここまで、新型コロナウイルスによってもたらされる肺炎の診断に対するAIの適用事例を紹介してきました。そこでは、いかに効率よく正確に治療すべき患者を特定できるかが大切になっていました。

　ここからは、既に新型コロナウイルスに感染してしまっている患者が、その後重症化するかどうかを予測するAIを紹介します。軽症者はホテルや自宅などで療養していますが、的確に重症化を予測することができれば、ホテルや自宅で療養すべき患者と入院すべき患者とを適切に振り分けることもできるのではないでしょうか。また、病院においても、慎重なケアを必要とする患者の見極めに役立つと考えられます。

　診断用のAIに比べて重症化予測AIの難しいところは、新型コロナウイルスの罹患患者で、重症化した人と重症化していない人の十分な数のデータを集めなければ、適切なAIのトレーニングができないことです。そのため、サービス化されるところまで至っている事例はありません。しかし、大学での研究結果をもとに大学

病院で試験導入が進められるなど、いくつかの取組みがなされています。

　日本では、医師、科学者、データサイエンティスト、有志のボランティアが集まり、重症化しやすい患者を特定するAIの開発プロジェクトが2020年5月末よりスタートしています。COVID-19-ResQプロジェクトと名付けられたこの取組みは、IoTやAIに関するサービス提供を手掛けるアドダイス社が統括し、県立広島病院のデータなどを用いてサービス化を目指しています。

　また、アメリカでは、カリフォルニア大学の研究チームが新型コロナウイルスによる肺炎の重症化を予測するAIシステムを開発し、同大学のメディカルセンターで既に臨床への導入が進んでいます。このシステムは、10人の医師と研究者によって開発され、血液検査の結果などを用いることで、今後3日以内にICUに入院する、もしくは人工呼吸器が必要になる確率をスコアリングして表示することができます。既に100人以上の患者にこのシステムが適用され、運用されています。

　また、その他にも、中国とアメリカの研究チームが共同で重症予測AIを開発し、論文発表が行われています。

　このように、日本も含め、まだデータ数が足りないところはありますが、徐々に重症度を予測するAIの開発も進んでいます。医療崩壊を防ぐためにも、重症化予測AIの必要性はますます高まることでしょう。

■■■ 新型コロナウイルスに対する創薬AI

　ここまで、医療機関を中心としたAIの適用事例を紹介してきました。しかし、新型コロナウイルスが落ち着くためには医療機器だけでなく、一刻も早い薬やワクチンの開発が必要になります。日本では、2020年5月にレムデシビルという薬が特例承認されました。また、7月にはデキサメタゾンが承認され、『新型コロナウイルス感染症（COVID-19）診療の手引き』にコロナ治療薬として追加され、臨床で利用されることとなりました。また、ワクチンについては、大阪では、同年6月から臨床試験が始まったことが報道されています。

　このように、新型コロナウイルスに対しては、さまざまな薬が開発され、エビデンスが急速に集められています。同時に、AIを用いて創薬を効率化する取組みも世界中で行われています。ここでは、そのようなAIを用いた創薬、ワクチン開発への適用事例について紹介していきます。

　日本では、フロンテオ社が新型コロナウイルスに対する創薬AIの取組みを実施しています。同社は創業当時、法律領域の文書解析を実施するリーガルテックとし

てのAIの開発を行っていました。そこで得られた文書解析の知見を活かし、医療文書を解析しています。今回、同社は、新型コロナウイルスに関連する論文を解析することで、新型コロナウイルスの治療を行う上で重要と考えられる遺伝子や分子を特定しています。そして、特定した遺伝子や分子に関連する論文をさらに文章解析することで、それらの遺伝子や分子に有効に作用する可能性がある既存薬を特定しています。このような過程を経て、2020年5月には新型コロナウイルスに有効と考えられる既存薬450種類を抽出したと報告しています。

　また、NEC社は、ワクチンの創薬研究を行っています。薬は病気の治療のためのものですが、ワクチンは病気の予防のためのものです。ワクチンは、体外から侵入してきた細菌やウイルスのタンパク質（抗原）に結合する抗体を身体の中に作ることによって、ウイルスから身体を守っています。同社は、新型コロナウイルスのゲノムデータを解析することで抗原の候補を網羅的に洗い出しています。そして、その中から抗体が活性化する可能性の高い抗原をAIによって選別しています。選別した抗原をもとにワクチンの作成を行うことで、抗体の活性を高めることができ、ウイルスの侵入に対して身体を守る有効なワクチンを作ることができるのではないかと考えられます。そのアプローチで、既に5つぐらいの有効なタンパク質候補を特定することができたとしています。今後は、製薬企業と連携してワクチンの開発を進めるようです。

　また、次世代型のワクチンである抗体誘導ペプチドの創薬効率化を実現するAIの開発に取り組んでいる企業もあります。それが、フューチャー社です。同社の持つAI技術によって、抗体を作るためにどのようなワクチンであればよいか効率的に探索することができます。抗体誘導ペプチドは、大阪大学とバイオベンチャーであるアンジェス社が共同で開発している治療ワクチンです。従来のワクチンに比べ、長期間効果が持続することが期待されており、新しい治療法として注目を集めています。この次世代型のワクチンを新型コロナウイルスに用いるための開発プロジェクトにフューチャー社が参加すると発表されました。創薬の先進的な取組みに加え、AIというITの先進的な取組みを融合させることによって、新型コロナウイルスの感染抑止を行おうというものです。

　その他にも、世界一のスーパーコンピュータとして話題になった富岳を利用した治療薬の探索研究が理化学研究所で行われています。

　ウイルスは細菌に比べ簡単な作りで、ターゲットとなるタンパク質が少ないことが知られています。また、それぞれのウイルスの形が異なり、変異も発生しやすい

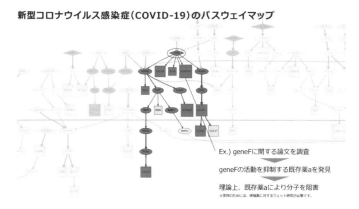

新型コロナウイルス感染症（COVID-19）のパスウェイマップ

Ex.) geneFに関する論文を調査

geneFの活動を抑制する既存薬aを発見

理論上、既存薬aにより分子を阻害

※実用のためには、領域毎に対するウェット研究が必要です。

新型コロナウイルス感染症のパスウェイマップ
出典：FRONTEO HP

ため、個別にアプローチするしかないのが現状です。新型コロナウイルスの実態がAIによって解明され、一刻も早く有効な薬が開発されることが待ち望まれます。

ウェアラブルデバイスを利用した患者の見守りAI

　新型コロナウイルスに罹患した患者は、日々数十人から数百人単位で増えている状況にあります。重症者は病院、軽症者は軽症者用のホテルや自宅で療養しています。しかし、軽症者と診断されたにもかかわらず、容体が急変し、病院への入院が必要になる可能性もあります。そこで、患者のモニタリングと、モニタリングの結果をもとに適切な処置を行う必要が出てきます。そのようなニーズに対し、ウェアラブルデバイスなどを活用し、AIソリューションを提供する取組みがあります。

　昨今、さまざまなウェアラブルデバイスが開発されていますが、肌着にセンサーを設置することで、心拍などのデータを取得するシステムを開発しているのがミツフジ社です。同社のシステムは、これまで工事現場や介護施設、福祉施設などで利用されていましたが、今では京都府とともに、軽症者用の宿泊施設に導入されています。

　同システムでは、心拍データや呼吸数を計測できるスマートウェアを患者が着用します。スマートウェアで取得されたデータは、自動的にクラウド上に蓄積されます。スマートウェアのデータだけでは不十分な酸素飽和度や体温などのデータは、患者がタブレット端末などを用いて直接入力することができます。こうして自動的にスマートウェアから得られるデータと、患者がタブレットに入力したデータは、看護師などが遠隔で確認することができます。このシステムを導入することで、看護

師が患者の体調を確認するために対面で接する機会を減らすことができ、二次感染の防止などに効果があることが期待されます。

　腕時計型デバイスを用いることで、新型コロナウイルスの診断を行えないかという取組みもあります。アメリカのフィットビット社がその取組みを行っています。同社の開発・販売するFitbitを用いて、新型コロナウイルス感染を早期発見し、感染拡大の防止を行うというものです。また、スタンフォード大学の研究チームは、アップルウォッチを用いた研究を行っています。この研究チームも同様に、新型コロナウイルス感染の早期発見を実現しようと取り組んでいます。

　ここまでの例は、ウェアラブルデバイスを利用していました。顔の動画を撮影し、AIによって解析することで、非接触で、心拍数、呼吸数、酸素飽和度などの指標を計測する技術もあります。これを開発しているのがイスラエルのビナー社です。同社のシステムを利用すると、患者はより少ない負担で日々の体調を記録することができます。

　このシステムを新型コロナウイルスの軽症患者のモニタリングに利用しようと検討しているのが奈良県立医科大学です。同大学は、2020年7月より、このシステムで得られる酸素飽和度が、実際に臨床で使われている医療機器であるパルスオキシメーターで測定する酸素飽和度とどの程度誤差があるのかを明らかにする臨床試験を開始しました。その結果をもとに、ビナー社のシステムを軽症者用の宿泊施設へ導入するかどうか検討しています。

　AIの発展によって、患者のモニタリング方法も多様化しています。最先端の技術を利用することで、少しでも感染拡大を防ぐことができるのであれば、積極的に利用していくべきではないでしょうか。

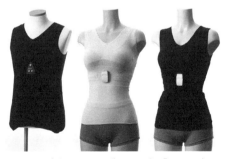

ミツフジ社のウェアラブルサービス「hamon」
出典：ミツフジ社HP
https://www.mitsufuji.co.jp/information/0501_kyotohamon/

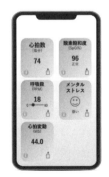

ビナー社のシステムの
計測結果の表示イメージ

新型コロナウイルスの流行を防ぐためのＡＩの取組み

━━ アマゾン社は自社物流センターでＡＩを活用

　ここまで、主に医療機関で患者の治療に用いられるＡＩを紹介してきました。しかしながら、新型コロナウイルスをきっかけに社会実装が進んだＡＩは医療機関だけにとどまりません。流行拡大を防ぐためにＡＩを利用する取組みもさまざまに行われています。

　新型コロナウイルスの流行をきっかけに広く社会に浸透したのがソーシャルディスタンスという言葉です。屋内では密接を避けるため、人と人との距離を2m程度取ることが推奨されています。そこで、ソーシャルディスタンスが適切に取れているかをチェックするＡＩが開発されています。

　アマゾン社は、自社の物流センターでソーシャルディスタンスが確保されているかどうかを解析するＡＩシステムを導入しています。新型コロナウイルスによる街のロックダウンなどをきっかけとして、消費者が、実店舗ではなくウェブサイトから身の回りの物品を購入することが増えたことで、アマゾン社の注文量も増加しました。一方、そのような状況にありながら、同社の物流センターでは、従業員の健康維持のためにソーシャルディスタンスを維持する必要がありました。

　そこで、同社では、防犯カメラの画像をＡＩによって解析することで、従業員間の距離が近くなった場合に警告を発するシステムを開発し、2020年3月から運用を開始しています。また、密集も検知することができ、カメラの映像内に15人以上映り込むと、警告を発します。

━━ 混雑状況可視化と予測ＡＩ

　街や店舗でもソーシャルディスタンスが求められています。日本でも各社がソリューションを提供し、新型コロナウイルスの拡大を抑止しています。

　そのような取組みのひとつとして、アースアイズ社と日商エレクトロニクス社の共同開発が挙げられます。両社は2020年4月より資本業務提携を行い、両社の技術を組み合わせることでソーシャルディスタンスカメラの共同開発と販売を開始しました。

このシステムは、スーパーなど、一般客が集まるところで利用することが想定されています。カメラで得られた動画像からAIによって人を識別したのち、棒人間に置き換え、動画像を匿名化します。この動画像は匿名化されているため、サイネージでの表示やスマートフォンでの配信が可能となり、利用客は、リアルタイムで店舗の混雑状況を把握することができます。また、同システムでは、画像から密集の状況をAIによって解析したり、過去の実績から今後の混雑状況を予測したりすることもでき、利用客が施設を利用する判断基準とすることもできます。たとえばかんぽの宿では、ロビーや大浴場の混雑状況を可視化するため、同システムを導入しています。

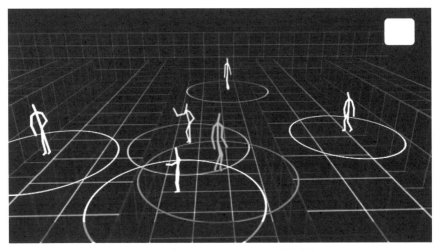

ソーシャルディスタンスカメラによる匿名化映像

　オプティム社も同様に、混雑状況の可視化および密接アラートのソリューションを提供しています。同社のサービスも、カメラを利用し、撮影した画像をシルエット化することで匿名化します。匿名化した画像はウェブ上などで確認することができ、画像をもとに混雑状況を3段階で表示することができるため、スーパーなどの利用客は事前に店舗の混雑度合いを把握することができます。そして、店舗内では密集を検出すると、音声による案内やスタッフへのアラートを配信するサービスも提供し、密集を避けるよう促すこともできるようになっています。
　その他にも、アトムテック社が店舗の現在の人数をカウントするAIシステムを販売しています。また、バカン社は、センサーなどを活用した店舗の混雑状況の

配信サービスを開始しています。このように、多くの企業が新型コロナウイルスを機に、ソーシャルディスタンス確保や店舗混雑回避のためのソリューションを提供しています。

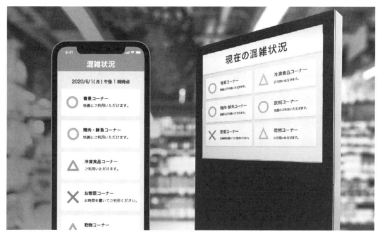

オプティム社のサービスではエリア別に混雑状況を表示

━━━ AIによる検温

たとえソーシャルディスタンスが確保されていても、店舗利用者に発熱している人がいないかどうかは気になるものです。そこで、AIを用いて施設来場者の検温を実施する取組みも行われています。

ソフトバンク社の子会社である日本コンピュータビジョン社が検温AIを開発しています。同社のシステムは、サーモグラフィカメラとAIを用いた顔認証デバイスによって、体温の測定を行うものです。カメラ内に写った顔から、AIで額の位置を特定し、どこの部分の温度を測定すればよいかを特定します。そして、サーモグラフィのデータから、最も体温の高い体表温を特定し、AIを利用して、体温推定を行っています。0.5秒という短時間で、1.5mの距離からでも、±0.3℃の精度で体温を推定できます。既に北関東循環器病院などの医療機関やシェアオフィスなど多くの施設に導入され、運用されています。

AIによって、検温記録を自動管理するソリューションを提供している会社もあります。それが、ライフログテクノロジー社です。同社では、カロミルというヘルスケアアプリを提供しています。このアプリは、食事の際にその食事を撮影すると、AI

がその画像を解析し、自動的にアプリに栄養素を保存するものです。今回の検温の自動記録システムは、この技術が転用されています。

| 温度正常・マスク着用・顔認証 | 異常温度 | マスク未着用 |

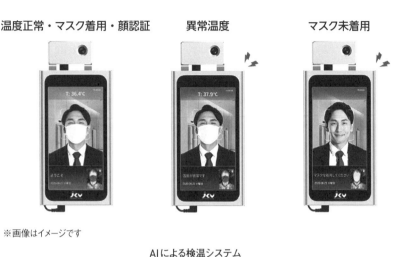

※画像はイメージです

AIによる検温システム

　同システムは、体温測定時に、体温計の写真を撮影すると、そこに表示される体温をAIによって自動解析し、記録することができます。写真をもとに記録が残るので、虚偽報告を行うことができず、確実に記録を残すことができるため、企業で従業員の体調を管理するのに用いることなどが期待されています。

　体温を測定し、管理することは非常に手間がかかる作業です。テクノロジーの力で少しでも楽に発熱者を特定するとともに、自身が発熱していることがわかると助かります。

━━ マスクの着用有無を判別するAI

　新型コロナウイルスの拡大をきっかけとして新しい行動様式が出てきました。ソーシャルディスタンスもそのうちのひとつでしたが、マスクの着用も新しいマナーとして当たり前のものとなりました。各企業が既にカメラ画像を解析するソリューションの提供を行っていることはこれまで述べてきた通りですが、マスクの着用有無もAIで検出することができるようになっています。前述の日本コンピュータビジョン社もマスク着用有無の検知を実現しています。

　また、前述のオプティム社は九州電力とともに、福岡市内でソリューションの実証実験を開始することが発表されています。同社の混雑回避ソリューションに、マス

クの着用有無も識別する機能を搭載し、2020年度内に実証実験を行う予定です。

　また、北海道大学発ベンチャーであるAWL社は、凸版印刷社とともにAIを用いたマスク着用有無の検出システムの実証実験を2020年の4月下旬から5月上旬にかけて実施しました。AIを搭載したカメラでトッパン小石川ビルに入館する従業員や関係者がマスクをしているかどうかを検出し、着用していなければ着用を促す警告を発します。

　このシステムは、マスクを着用していなかった場合にマスクを配布するような対応が取れるのであれば、有効なソリューションになり得るのかもしれませんが、これだけでサービス化は難しいかもしれません。しかし、顔画像からマスクなどの着用物の検出が高精度でできることが確認できれば、技術転用を行い、たとえば防犯用途などに使えることができるかもしれません。新型コロナウイルスをきっかけとして、実証実験を積むことができれば、アルゴリズムの精度向上や、ユーザーの利用にあたっての感想や課題といった声が得られ、AIベンダーにとっては非常によい機会になるのではないでしょうか。

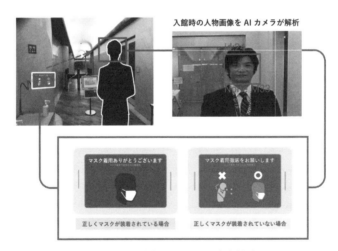

マスクの着用有無をAIカメラで自動判別

━━ 手洗いや手指消毒をチェックするAI

　カメラを使って、手洗いや手指消毒の状況を把握するためのAIも開発が進められています。ここまでカメラ映像を使ったさまざまなソリューションを紹介してきましたが、カメラ映像ひとつで多様な価値を提供できることに改めて驚きを感じます。

先ほどから何度か登場しているオプティム社では、手洗いや消毒液の設置場所を店舗利用客がどのぐらい通過しているか、また、どのぐらい消毒液を利用しているかを判別するAIを提供しています。

　これまで紹介してきた同社の混雑把握や密集アラートなどのシステムは、店舗利用客がどこにいるかを映像から特定していました。その技術を利用し、消毒液の設置場所に有効に人が流れているのか、また、消毒液を利用しているのかを特定することができます。消毒液は店舗の入口に設置されていることが多いでしょうが、それがどれぐらいの人に利用されているかという実態は把握できていないと考えられます。このシステムは、利用客が適切に消毒液を利用するにはどのような動線上に置けばよいかなどを判断する基準に使えるのではないでしょうか。

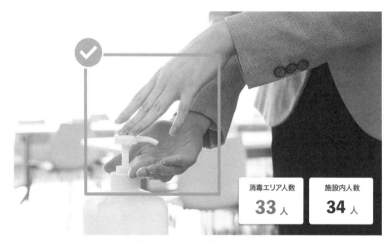

消毒液の利用実態を判定する

　また、手洗い自体を評価するAIも開発されています。それが、富士通研究所社のAIシステムです。同社が持つ行動分析技術を用いて手指の動きを解析することで、厚生労働省が推奨する正しい手洗いのステップが実施できているかを判定します。

　厚生労働省では、正しい手洗いのやり方として6つのステップを推奨しています。同システムでは、正しい手の形で手洗いが行えているか、正しい動きのパターンで手洗いができているかの2つに注目して手洗いの正しさを判定しています。今どのステップにいるか、何回そのステップが行われているのかを映像から自動的に判定します。そして、6つのすべてのステップが終了すると正しい手洗いが行わ

れたことをフィードバックすることができます。もともとは食品事業者への展開のために開発されたシステムですが、新型コロナウイルスの拡大をきっかけに多くの事業者において正しい手洗いが求められていることから、今後拡大していく可能性があるのではないでしょうか。

　また、日本システムウエア社や大日本印刷社、コンテック社でも、手洗いを判定するAIの提供を開始しています。AIによって、正しい手洗いが実施でき、感染拡大を防止できるのであれば素晴らしいことです。

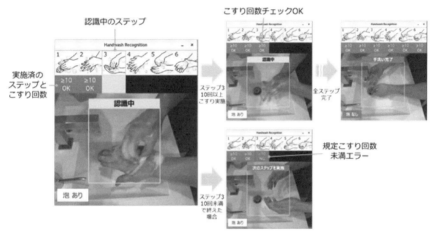

正しい手洗いが行われているかを判定するAI

その他の新型コロナウイルスへのAIの活用

━━ ウイルス飛散シミュレーション

　数理モデルを用いたシミュレーションもAIの応用事例のひとつといってもよいのではないでしょうか。ウイルスの飛散状況は目に見えないため、どのような対策を採ればよいのか、窓を開けることで正しく換気できているのか、わからないことが多くあります。そこで、数理シミュレーションによって、どのような対策を採ることが有効なのかを示す取組みが進んでいます。

　たとえば、CAEソリューションズ社は流体解析を中心とする解析コンサルティング事業を展開しており、新型コロナウイルスに関するシミュレーションを実施しています。そして、神戸商工会議所が主催する「神戸換気シミュレーション・プロジェクト」に参画しています。このプロジェクトでは、CAEソリューションズ社を含む有識者や団体がそれぞれの知見や技術を活かし、兵庫県内の公共施設や民間企業に対し、シミュレーションを用いた換気方法に関する改善案を提案する取組みです。2020年5月からプロジェクトが始まり、近隣のスーパーや飲食店などから調査対象を募集し、実証事業を行いました。

　また、理化学研究所は、スーパーコンピュータ富岳を利用したシミュレーションを実施しています。各大学や鹿島建設社と協力し、列車内や建物内での飛沫の飛散シミュレーションを行っています。

　そこでは、JR山手線の車内を例に、電車内の換気のシミュレーションが行われています。混雑時と閑散時の結果も公開されており、示唆に富んだ内容になっています。すなわち、電車の窓を開けると、車両の中央から後方で換気されやすく、電車が混んでいる場合、立っている人の顔の付近は換気されているが、首から下は空気のよどみがあることがシミュレーションで明らかになっています。窓を開けて車両の後方に立つことが新鮮な空気に触れられる条件ということです。その他にも、教室や会議室、病室などでのシミュレーション結果も公開されています。

　これらの取組みはビッグデータを用いているわけではなく、流体解析などの数理モデルをベースとしたものですが、感染拡大に対し、さまざまな分野の知見が活かされていることがわかります。

━━ 新型コロナウイルス終息予測や医療資源需要予測

　新型コロナウイルスがいつ頃終息するのかは多くの人が気になるところかと思います。AIを用いて、終息時期を予測する取組みがあります。シンガポール工科設計大学（SUTD）データドリブンイノベーションラボというところが、各国の統計データをもとに終息日を予測しています。新型コロナウイルスの感染が確認されて4カ月程度しか経っていない、2020年4月26日にいち早く終息日の予測を行っています。

　その予測では、世界全体としては、100%の終息が2020年12月9日と予測されています。日本は、2020年9月26日が終息日であると予測されています。中国は最も早く2020年4月9日に終息すると予測されています。オーストラリアは97%終息日が2020年4月13日、完全終息が同年5月22日とされています。この予測は、日々の感染者数をもとにベル形のカーブを描くことを前提としてシミュレーションされています。すなわち、第2波や第3波を考慮せず、ロックダウンが行われている場合には、ロックダウンがずっと継続されていることが前提となっている点です。

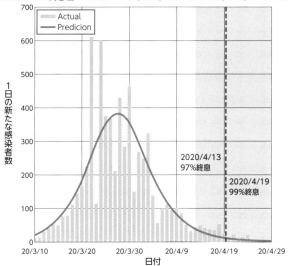

オーストラリアの終息シミュレーション例
出典：「When Will COVID-19 End? Data-Driven Prediction」
URL：https://www.flasog.org/static/COVID-19/COVID19PredictionPaper20200426.pdf

日本では、緊急事態宣言の解除によって、新型コロナウイルスの感染の再拡大が実際にありました。2020年9月26日に終息しなかったことはご存じの通りです。さまざまな環境の変化がある中で、終息日を単純なモデルで予測することが難しいことに改めて気付くことができます。

　また、**医療資源**などの需要予測モデルを提供している会社もあります。それが、アメリカのビヨンドリミッツ社です。この予測モデルを利用することで、政府や自治体が医療資源を適切に配分する際の検討や、ロックダウンを解除するための指標を得ることができます。

■■■ 家にいる人たちの心のケアもAIで実施

　在宅勤務などステイホームによって大きく生活スタイルが変わりました。コロナうつと呼ばれるような新たな言葉も登場し、精神的な不調をきたす人が急増していることが報道されています。そのような社会的課題もAIによって解決しようという動きが活発になっています。

　新型コロナウイルス以前から、デジタルセラピーという言葉が聞かれるようになってきました。これは、病気に対して、薬を処方するのと同じようにアプリを処方することによって病気の治療効果を高めようとするものです。アメリカでは、糖尿病治療用アプリのウェルドック社が、アメリカではじめてアプリの治療用途の認可を受けました。日本では、キュア・アップ社が、禁煙支援のアプリを開発し、2020年8月に日本ではじめて治療用途での承認を受けています。

　このようにデジタルセラピーが普及する中、アプリを用いることで、自宅でストレスを抱えている人の心をケアする取組みが広がっています。

　アメリカで2018年に創業したホロアッシュ社はその一例です。同社は、創業以来、ADHD（注意欠陥・多動性障害）に注目し、AIを用いた対話エージェントの開発を行っています。そこで開発した対話エンジンAshleyというアプリが、コロナ禍における精神的な不調を救うAIとして、急速にダウンロード数を伸ばしています。

　チャットボットを用いた新型コロナウイルス対策のストレスケアに関するAIアプリを開発したのが、日本認知療法・認知行動療法学会の理事長を務める大野裕医師です。朝日新聞社メディアラボ社と電通社とともに、「こころコンディショナー」というアプリを共同開発しました。認知行動療法の手法に基づいて開発されたAIチャットボットに悩みを相談することができます。気軽に相談できる相手がいることによって新型コロナウイルスによるストレスを軽減できる効果が期待できます。

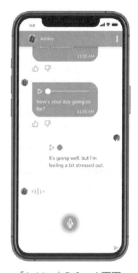

「Ashley」のチャット画面
出典：Ashley HP
URL：https://ashley.chat/

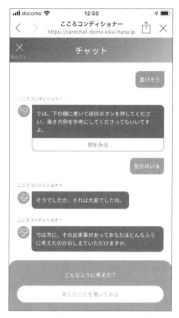

「こころコンディショナー」のチャット画面

━━━ コールセンター業務のAI化も加速

　vs.コロナではなく、Withコロナの観点では、医療の領域から少し離れたところでもAIの適用は拡大しています。あまり多くの事例は紹介しませんが、いくつかピックアップします。

　Withコロナの代表的なAI導入の取組みはコールセンター業務の自動化です。新型コロナウイルスの影響で、各サービス会社から、電話対応窓口の営業時間を短縮するという連絡がきた人も多いのではないでしょうか。また、コールセンターからクラスターが発生したという報道もあり、省人化の必要性を感じた企業も多くあります。顧客の要求が多岐にわたり、さまざまな内容を多く含むことから省人化が難しいコールセンターですが、新型コロナウイルスをきっかけとしてAIが導入された事例も報告されています。

　自治体で導入したのが、名古屋市です。自治体は窓口業務も多く、なかなかICT化が進んでいないところですが、電話問い合わせに対する自動応答のシステムを導入したことが発表されています。名古屋市で導入したのは、特別定額給付金に対する相談や、新型コロナウイルスの予防、新型コロナウイルスに対する市の施策の説明を行うための自動応答システムです。このシステムでは、想定Q&Aをも

とに、電話がかかってきた際に自動応答システムを再生し、利用客の振り分けを行っています。よくある質問に対しては回答を音声案内し、補足的な詳細情報はSMSによって案内することができるようになっています。新型コロナウイルスをきっかけに従来に比べて増えてしまった業務を、できるだけ自動化し、人員を増やさずに対応できる可能性があります。また、自動応答によって24時間対応ができるため、業務時間内の回線混雑なども防止できる可能性があります。

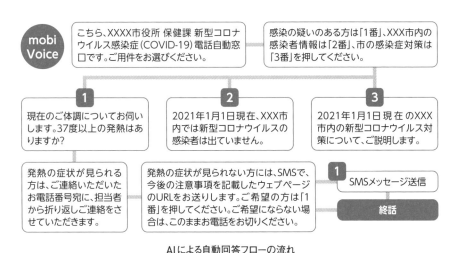

AIによる自動回答フローの流れ

━━━ その他のさまざまなAIソリューション

　コールセンター業務の効率化を検討する上では、音声自動応答とともに、チャットボットもよく用いられるソリューションです。新型コロナウイルスをきっかけとして、多くのチャットボットサービスも世の中に登場しています。

　ビースポーク社からは、新型コロナウイルスの情報提供を多言語で行うAIチャットボットサービスが無償で提供されています。もともと同社は訪日外国人向けの多言語対応の観光案内や施設案内を提供していました。新型コロナウイルスの拡大が深刻になるに従って、外国人から

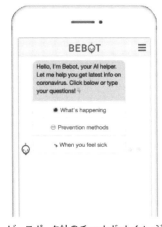

ビースポーク社のチャットボットイメージ

肺炎に関する質問も増え、それに応える形でサービスを開始したようです。首相官邸や厚生労働省からの公式発表を情報源とし、英語、繁体字、簡体字でのチャットボット応答を可能にしました。駅や空港など多くの施設で利用されている同社のチャットボットが外国人の不安軽減に役立っています。

　エクスウェア社は、TalkQA というチャットボットサービスを展開しています。同社では、新型コロナウイルスをきっかけに、人材採用に特化したチャットボットサービスを開始しました。

　これまで学生と企業が出会う機会は、合同企業説明会などが大半を占めていました。学生も、合同説明会に参加することで、志望する企業の事業概要を知り、社員の人となりを知ることができました。しかし、新型コロナウイルスによって合同企業説明会が中止になり、採用面接もウェブ上で行わなければならないような事態になりました。そこで、同社のソリューションは、学生が気軽に採用や会社に対する質問をチャットボットに寄せることができ、学生と企業の双方のミスマッチを防ぐ効果が期待できます。

　新たな働き方に対応する AI システムも提供されています。トリプルアイズ社は、顔認証による勤怠記録アプリの提供を開始しました。新型コロナウイルスによって在宅勤務が行われるようになりましたが、勤怠をどのように管理するかは大きな課題のひとつとして取り上げられています。このシステムを使うことによって、端末のカメラ画像から本人を確認し、勤怠を自動的に入力することができるようになります。

　集合研修が行えないため、リモートの研修を AI によって効率化する取組みもあります。コグニティ社が提供するのは、営業トークを採点する AI です。ロールプレイなど集合研修で互いにフィードバックし合うような研修スタイルが難しくなっている状況下で用いられるシステムとして開発されています。研修の参加者が自分で営業トークを録音し、AI がそれを採点し、フィードバックを行うシステムです。ロールプレイの相手が AI という点が近未来的な研修のスタイルを感じさせます。

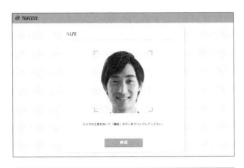

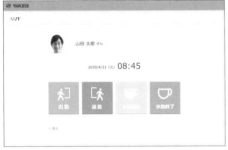

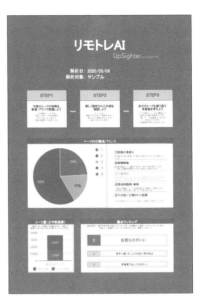

トリプルアイズ社の顔認証による勤怠記録アプリ　　　　リモトレAIのレポートイメージ

　ここまで、さまざまなvs.コロナのAIシステムを紹介してきました。医療機関の最前線で活躍するものはもちろんのこと、混雑の回避によって新型コロナウイルスの拡散を抑止しているAI、そして、新しい生活スタイルに対応する新たなAIサービスなど、多くのソリューションが世の中に登場しています。在宅勤務などによって急速にデジタル化が加速していることは間違いありません。新型コロナウイルスの影響で飲食店や小売店など多くの企業が倒産しているという報道もある一方、新しい商機をつかんでいる企業もあるのも事実です。

　これまでもDX（デジタルトランスフォーメーション）の必要性は叫ばれていました。今回の新型コロナウイルスをきっかけに、ますますDXの必要性が高まり、デジタルの波にうまく乗っていくことができる企業が生き残れる、そんな転機となったのではないでしょうか。

第 3 章

新型コロナウイルス関連のAI論文

新型コロナウイルス関連の
さまざまなオープンデータ

━━ コロナ対策に関する多くの論文が発表されている

　この章では、新型コロナウイルス関連のAI論文（研究）をいくつか紹介します。vs.コロナに関しては多くの論文が発表されていますが、すべてを網羅することは困難なため、その中から興味深いものをピックアップしました。これらの研究結果やアイデアを通して、近い将来、実用化されてくるものもあるでしょう。

　なお、論文には専門的な内容が含まれているため、多くは概要にとどめ、新型コロナウイルス研究の全体像のみ把握できるようにしています。ただし、特に興味深い論文については、本章の最後に「発展編」として詳しく解説し、各研究の細かい部分が把握できるようにしました。これにより、マクロとミクロの両方の視点から、新型コロナウイルス研究を見ていただければと思います。

━━ オープンデータを活用した研究が多く行われている

　AIを正しく活用するためには、多くのデータを集めることが大切です。研究を行うためにも、まずはデータを集めなければなりません。

　現在、新型コロナウイルス関連のさまざまなデータに対し自由にアクセスできるようになっています。たとえば台湾では、マスクがどの店舗に何枚あるかという在庫情報をオープンデータとして公開しました。すると、そのデータを利用して、どこの店舗に行けばマスクが手に入るかわかるアプリが数日のうちに作られました。このように世界中の誰もがデータにアクセスできるようにすることで、そのデータを利用してアプリの作成や研究を行うことができます。

　ここでは、そうした研究などに役立ついくつかのオープンデータを紹介します。

●Kaggleの「COVID-19 Challenge」
https://www.kaggle.com/allen-institute-for-ai/CORD-19-research-challenge

　KaggleというAIコンペティションサイトがあります。課題とデータが与えられてAIモデルを作成し、その精度などを競い合います。その中に「COVID-19 Challenge」

というものがあります。この中では、感染者数・地域・病院数・気候などのデータが提供されており、それらをもとに、たとえば1カ月後の感染者数の予測モデルを作成したり、感染のリスク要因を探し出したりするようなチャレンジが行われています。

　世界トップレベルのAIエンジニアが参加し、ネット上で自由に議論が交わされているので、研究室や企業が単独で行うよりも早く精度の高い予測モデルができることが期待されます。

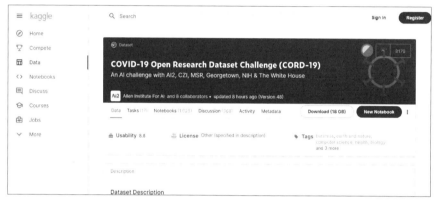

Kaggle の COVID-19 Challenge では多くのデータが提供され、さまざまなチャレンジが行われている

●SIGNATE の「COVID-19 Challenge」

https://signate.jp/covid-19-challenge

　日本でもKaggleと同様のコンペティションが行われています。このチャレンジでは、どのような構造のデータセットが適しているかというフェーズから始まっています（フェーズ1）。みんなで協力してデータ構築を行います。データは毎日アップデートされます。これらのデータを用いて、ソーシャルディスタンスを守り感染の爆発的拡大を防ぐために必要な情報の抽出を目指します（フェーズ2）。さらに、2週間先までの感染者数の予測を行い、実際の結果をもとに予測精度の評価を行います（フェーズ3）。

　チャレンジは新型コロナウイルスが落ち着くまで続けるとされており、フェーズ1〜3を1サイクルとして繰り返し行っています。これにより、徐々に予測精度が上がってくることが期待されます。

SIGNATEでは、日本における新型コロナウイルス対策のコンペティションが行われている

新型コロナウイルスの胸部レントゲン画像、胸部CT画像

　胸部レントゲン画像や胸部CT画像は病院で撮影しますが、これらは個人情報のひとつであり、簡単に入手することは困難です。

　このサイト（https://github.com/ieee8023/covid-chestxray-dataset）では、論文やネットから取得した新型コロナウイルスの胸部レントゲン写真を123枚集めたものをGitHubというサイトで公開しており、誰でもアクセスできるようになっています。性別や地域などのデータも含まれています。

●新型コロナウイルス肺炎の胸部CT画像データセット：MosMedData

https://arxiv.org/abs/2005.06465

　この論文では、モスクワの病院で集めた約1,000人の患者の新型コロナウイルス肺炎の胸部CT画像が提供されています。肺炎像がないものから重篤な新型コロナウイルス肺炎まで5段階に重症度を分類し、それぞれの胸部CT画像を提供しています。そのうち50人には胸部CT画像の中でどこが肺炎なのかという目印（アノテーション）が付けられています。

　これらのデータを用いて世界中のエンジニアが画像から新型コロナウイルス肺炎を診断するAIモデルの構築にチャレンジすることができます。実際にこれらのデータを用いて新型コロナウイルス肺炎の有無を判別する論文（https://arxiv.org/pdf/2007.05494.pdf）が出ています。

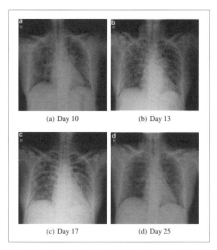

新型コロナウイルスの胸部レントゲン画像
URL：https://github.com/ieee8023/covid-chestxray-dataset

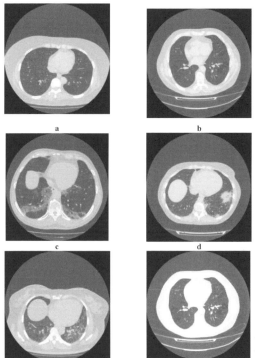

色が濃い部分がコロナ肺炎
であり、目印を付けている

新型コロナウイルスに感染してから治るまでの時系列の胸部CT画像
URL：https://arxiv.org/pdf/2005.06465.pdf

新型コロナウイルスの診断

━━━ 実用化の可能性が高い感染予測の研究

　新型コロナウイルスの診断にはPCR検査が必要ですが、そのためには検査を受けに行く必要があり、検査時間もかかるため、代替の診断方法が研究されています。また、胸部CT画像から新型コロナウイルス肺炎を予測するAIは、日本で医療機器ソフトとして既に承認が得られており、各施設への導入が始まっています。

　ここでは近い将来、実用化される可能性が高い研究を紹介します。

●採血から新型コロナウイルスの感染の有無を予測する

https://www.medrxiv.org/content/10.1101/2020.04.04.20052092v2

　採血は比較的簡単にすることができ、結果も1時間弱で判明します。その採血を利用して新型コロナウイルスの感染の有無をAIで予測する研究です。呼吸症状があり救急外来に来院した235人の患者に対し、採血結果とPCR検査での診断結果を用いてAIモデルを構築しています。その結果、採血結果のみから7〜8割程度の精度で新型コロナウイルスの感染の有無を予測することができました。

　この研究結果を実用化するためには、救急外来などの臨床現場ならば、特異度は低くてもよいので感度を十分に上げることが必要です。すなわち、検査結果が陰性の人が多く含まれてもよいので、陽性の人を漏らさず検出することができれば、新型コロナウイルスの感染の疑いがあるとして対応することができ、臨床現場で役立つと思われます。

●スマートフォンで新型コロナウイルスの感染を予測する

https://www.nature.com/articles/s41591-020-0916-2

　スマートフォンからさまざまなデータを取得することができます。この研究論文では、イギリスとアメリカで約260万人からスマートフォンでデータを集めました。具体的には、スマートフォンでアンケートを採り、感染の有無が、発熱や疲労などから推測できないかどうかを検討しています。特に嗅覚・味覚の消失や異常が感染の有無に強く関係したことが示されています。この症状はメディアでも報告されているため、メディアの影響を受けていないかどうかの検討も行われています。イギリスではメディアの報告により、嗅覚・味覚の消失に対する意識が高まり、アメ

リカではその傾向は見られなかったと報告されています。

　日本では、厚生労働省から「新型コロナウイルス接触確認アプリ」がリリースされていますが、前述のような症状を含めたデータを一括して管理することができれば、より有用性の高いアプリになることが期待されます。また、厚生労働省はLINEを活用したアンケートも複数回実施しています。第5回「新型コロナ対策のための全国調査」では、LINEユーザー約8,400万人に対しアンケートを行い、約1,500万人（18%）から回答を得ています。日本の人口の10%以上ですから非常に多くの方からの情報が得られていることになります。アンケートでは、どのような対策をしているか、どのような不安があるか、などが問われていました。

　このようにスマートフォンやそのアプリの利用も、新型コロナウイルスに立ち向かうための重要な武器になると期待されます。

● スマートウォッチなどのIoTデバイスで新型コロナウイルスの感染を予測する
https://www.researchgate.net/publication/342869222_IoT_System_in_Diagnosis_of_Covid-19_Patients

　前項のスマートフォンによる予測は、利用者が自分で症状などを入力しないといけません。それには手間がかかり、さらに自分が感染しているかもという疑いを抱かなければ積極的には入力しないでしょう。

　最近はウェアラブルデバイスなどのIoTデバイスで体温、心拍数などのさまざまな身体データをリアルタイムで取得できるようになってきています。本研究では300人の被験者にスマートウォッチを装着してもらい、身体データや位置データをリアルタイムでクラウドに飛ばし、AIを用いてコロナウイルス感染症が疑われれば、PCR検査を受けるように推奨されるシステムを構築しました。結果は、最も精度の高いモデルで約80%の予測精度を達成することができました。

● 胸部CT画像、臨床症状、血液検査などを合わせて感染の有無を予測する
https://www.nature.com/articles/s41591-020-0931-3

　前述の通り、PCR検査は場所が限定され時間もかかるため、そのデメリットを解決する手法が期待されます。この研究は、比較的迅速に得られる情報をすべて詰め込んで、感染を予測する試みです。ここはまさにAIの得意とするところで、一般的には情報が多ければ多いほど、精度を上げることができます。

　研究では、中国の18の病院で新型コロナウイルス感染症の疑いで胸部CTを撮

られた905人の患者データを利用しています。約半数がPCR検査で陽性でした。熟練の放射線科医にも同じデータを提供し、感染の有無を判断してもらったところ、構築されたAIモデルで同等の精度で診断できることがわかりました。

　最近は、このように医師とAIを比較する研究が増えてきました。それは、臨床現場で実用化されるためには、医師と同等かそれ以上の精度であることが求められるからです。精度が同等であれば、ダブルチェックとして見落としを減らしたり、診断スピードの向上が期待できたりします。

●入院時の臨床検査の結果から重症化リスクを予測する

https://www.nature.com/articles/s41467-020-17280-8

　新型コロナウイルス患者の容体が悪化したら大変です。そこで、中国の研究者たちは、入院時に行われる血液検査などの臨床検査の結果をもとに、重症化を予測するAIを開発しました。ここでいう重症化とは、集中治療室に入る、気管切開型の人工呼吸器をつける、あるいは死亡するような状態になることをいいます。

　まず、中国にある575の病院から、入院時の臨床検査と生存期間が記録された1,590人の患者データが集められました。このデータを用いて研究者たちは5日後に重症化する確率を予測するAIモデルを開発しました。彼らの論文によると、そのモデルは従来よりも高精度で重症化リスクを予測できました。ウェブ（https://aihealthcare.tencent.com/COVID19-Triage_en.html）に予測ツールが公開されています。

●臨床検査のうち容体悪化に敏感な指標を機械学習で見つける

https://www.nature.com/articles/s42256-020-0180-7

　新型コロナウイルスの患者数が増加し、世界中で医療崩壊が懸念されています。医療崩壊を防ぐためには、容体悪化の兆しを素早く正確に予測することが不可欠です。予測研究のために、2020年1月中旬から2月中旬までにPCR検査とCTスキャンで陽性となって中国の武漢の病院に入院した375人の患者について、血液検査の結果の数値、年齢、性別、武漢海鮮市場への訪問の有無、熱や咳などの症状、生存もしくは死亡ラベルが付けられたデータが集められました。

　どの指標が生死に影響を与えるのかを調べるために、中国の研究者たちは、このデータを用いて解釈可能なAIモデルを開発し、2020年2月下旬に入院した110人の患者データでモデルを評価しました。論文によると、臨床検査で出力された3種類の指標の数値だけで、患者の生死を95%の精度で予測できました。これは肺

炎の指標として医学的に注目されている指標ですが、それを知らない AI が、データだけを使って、この指標が重要であると指摘したことにすごみを感じます。

●肺のエコーから重症度を分類する

https://pubmed.ncbi.nlm.nih.gov/32406829/

　新型コロナウイルス感染の重症度は PCR 検査や CT、血液検査で診察されてきましたが、肺のエコーも使えそうです。エコーのその場診断で重症度がわかれば、重症度に応じた処置をより迅速に行うことができるようになることが期待できます。

　イタリアの研究者たちは、健常者と新型コロナウイルス患者、合計 35 人の肺エコー動画を撮影しました。次に、動画の 1 フレームずつに新型コロナウイルス感染者に特有の領域に色を塗り、重症度に応じて動画を 4 つのクラスに分類することで、肺エコー動画のデータベースを作成しました。このデータを AI に学習させたところ、6 割の精度で重症度を分類できました。まだ臨床での利用には時期尚早かもしれませんが、データ量を増やすことで精度の向上が期待できます。

●目から新型コロナウイルスの感染を予測する

https://arxiv.org/pdf/2009.03184.pdf

　新型コロナウイルスの感染の判定は PCR 検査がスタンダードであり、それ以外には胸部 CT や病歴などの組み合わせで精度を上げることができます。本研究では、スマートフォンで撮影した両目の写真から新型コロナウイルスの感染の有無を高い精度で予測することに成功しました。

　研究では、4 つのクラス、①新型コロナウイルス感染者、②その他の肺疾患の患者、③眼球疾患の患者、④健常人に分け、合計約 440 人を対象にしました。正面を見ている写真に加え、上下左右に目を向けた合計 5 枚の写真を撮影しました。これを機械学習で分析したところ、新型コロナウイルス感染者の AUC（Area Under the Curve）が約 0.99 と非常に高い精度で判定できることがわかりました（注：AUC は 0 〜 1 の値を取り、1 に近いほど精度がよいことになります）。

　機械学習の特徴として、新型コロナウイルスの感染で目の何が変化したのかを説明することはできませんが、スマートフォンで 5 枚の写真を撮れば判定できるのは素晴らしいことです。自宅、学校、勤務先など、どこでも検査できます。もちろん、より多くの人で検証する必要がありますが、すぐにスマートフォンによる判定アプリが作れるので、実用化が期待されます。

新型コロナウイルスの治療

　新型コロナウイルスに感染した場合、現時点ではこのウイルスに対して有効に作用する治療薬はありません。既存の抗ウイルス薬が少しずつ承認されていますが、効果は限定的であり、基本的には対症療法となります。対症療法とは、根本的な治療ではなく、症状に応じて、それに対する治療を行うことです。たとえば、発熱があれば解熱剤を処方し、呼吸状態が悪ければ酸素を投与し、酸素投与でも悪化するようであれば人工呼吸器を使用するなどの方法です。

　新型コロナウイルスでは急速に呼吸症状の悪化が起こるといわれていますので、重症化の予測が大切になります。治療薬としては、現時点（2020年11月）で、日本ではエボラ出血熱の治療薬であるレムデシビルのみが承認されています。しかし、その効果は限定的であるため、より多くの治療薬の開発が望まれています。

●新型コロナウイルスの治療における重症化予測

https://www.techscience.com/cmc/v63n1/38464

　新型コロナウイルスでは急速に症状が悪化することがあるため、重症化予測は重要です。この論文では、中国の2つの病院において新型コロナウイルスの重症化を判断するひとつの指標である急性呼吸窮迫症候群（ARDS）の発症予測をAIで行っています。論文では、53名の患者のデータを分析したところ、血液検査での肝機能の悪化や筋肉痛などが予測因子になると報告されています。

　より多くのデータを用いた研究が望まれますが、特に地域ごとの検証が必要となります。人口当たりの感染者数は各国で大きく異なります。現時点では日本は感染者数が少なく、重症化率も低いです。その要因はまだわかっていませんが、このことは他国でのAIモデルがそのまま日本には当てはめられない可能性を示唆しています。そのため、日本で利用するためには日本のデータを用いてAIモデルを作成するか、少なくとも日本のデータを用いて検証することが必要となります。

●新型コロナウイルス患者の集中治療室（ICU）入室と死亡の予測

https://peerj.com/articles/10337/

　こちらも前の論文と方向性は同じです。まず、これらの予測が重要である背景を説明します。新型コロナウイルス患者の治療を行う場合、医療従事者としては病院で確保しているベッド数が重要になります。特に重症化して集中治療室（ICU）

に入る可能性があるかどうかの予測は非常に重要です。ICUがない病院であれば、早期にその患者をICUがある病院に搬送しなければなりません。ICUがある病院であれば、「ICUのベッドコントロール」という重要なタスクがあります。そのためにはICUの入室・退室する患者数の予測が大切です（退室には、残念ながら死亡される患者を含みます）。

　本研究では、ICU入室と死亡するリスクを深層学習を用いて予測しました。約6,000人の患者の症状、血液検査、バイタルサイン（血圧や酸素飽和度など）などを用いて、深層学習による学習を行いました。その結果、ICUに入室する予測因子として、炎症所見の程度を示すプロカルシトニンやC反応性タンパク質（CRP）、酸素飽和度などが上がりました。死亡率の予測因子は年齢、心筋トロポニンなどでした。

　これらの結果を蓄積することにより、病院の限られたベッドの活用を最適化するという治療戦略がより正確に立てられることが期待されます。

●臨床試験・医学論文を解析して新型コロナウイルス治療薬を探索

https://www.thelancet.com/journals/lancet/article/PIIS0140-6736(20)30304-4/fulltext

　本研究では、機械学習を用いて臨床試験や学術論文の内容を学習させ、既に現場で使用されている薬（既存薬）の中で新型コロナウイルスの治療薬となり得るものを予測しました。

　研究の詳細ですが、新型コロナウイルスの分子情報と、既存の臨床試験・論文を組み合わせ、既存薬で新型コロナウイルスに効果がありそうなものを検索しました。その結果、関節リウマチ治療薬のバリシチニブが候補に挙がりました。

　この手法の利点は既存薬で候補を探していることです。薬をゼロから作ろうとすると、効果・安全性を示すために非常に長い年月と費用がかかります。一方で既存薬であれば、安全性や副作用の範囲はわかっています。そのため、効果があることのみを示せばよく、短期間で市場に出すことができます。

　ただし、既存薬は非常に多いため、絞り込む必要があり、そこでAIが力を発揮することが期待されます。

　この論文が発表されたのは2020年2月ですが、そこから臨床試験が行われ、9月にはバリシチニブとレムデシビルの併用療法が新型コロナウイルス感染症の入院患者の回復までの期間を短縮することが示されました（ACTT-2試験）。今後AIの活用により治療薬の開拓が進むことは間違いないと思われます。

●深層学習を活用してコロナ治療薬を探索

https://link.springer.com/article/10.1007/s12539-020-00376-6

　前の論文との違いは、既に承認されている既存薬に限定していないことです。既存薬は前述のようなメリットがありますが、一方で中長期的な視点で見れば、新型コロナウイルスに特化したより効果の高い新薬の開発が望まれます。

　本研究では、新型コロナウイルスの形状を3次元で推測します。専門的になりますがRNA配列からタンパク質配列を読み取り、そこから3次元の構造を推測します。そして、100万個以上の化合物を含むデータベースを活用し、新型コロナウイルスの3次元構造との相互作用を深層学習により検討します。

　通常であれば、実際に化合物をひとつひとつ実験で試す必要があり膨大な時間がかかりますが、この方法であれば、可能性の高いトップ100の化合物を抽出することが短時間で可能です。もちろん、そこからは実際に検査を行う必要がありますので、まだ道のりは長いですが、深層学習の活用により大幅に時間・コストを削減し、既存薬の転用ではなく、新型コロナウイルスに特化したより効果のある新薬の開発が期待されます。

その他の新型コロナウイルス関連の研究

これまで新型コロナウイルスのデータ、診断、治療に関する研究を紹介してきました。これらは感染症を軸に置いた研究です。しかし、新型コロナウイルスは単なる感染症というだけではなく、社会全体に影響を及ぼしています。そのため、新型コロナウイルスが社会に与える影響に関する研究も幅広く行われています。ここでは、それらの研究をいくつか紹介します。

●新型コロナウイルス関連のツイートから感情分析

https://arxiv.org/pdf/2007.06954.pdf

2020年の前半約半年間で、新型コロナウイルス関連でTwitterに投稿された世界中のツイート約6,300万件を機械学習による自然言語分析という手法を用いてユーザーの感情分析を行っています。ツイート記事から、恐怖、怒り、悲しみなどの感情を定量的に分析し、地域別かつ時系列で、感情の変化を捉えました。

その結果、54%が否定的な感情、25%が肯定的な感情のツイートでした。肯定的なツイートが意外に多い気もしますが、日本でいえば、たとえばブルーインパルスによる医療従事者への応援が肯定的なメッセージとなったのではないかと推測されます。

時系列では、最初は恐怖が多く、徐々に落ち着いてきて、怒りが少しずつ増えてきています。おそらく未知のウイルスに対する恐怖から始まり、徐々に慣れてきて、時間が経過しても元の世界になかなか戻れないことへの怒りに移行してきていると予想されます。

このように世界中の人々の感情をAIの力で分析することにより、いろいろな応用の可能性が見えてきます。たとえばメンタルヘルスの問題もこのような方法でアプローチすることができそうです。

●スマートフォンによる体温推定

https://www.spiedigitallibrary.org/conference-proceedings-of-spie/11399/113990B/Mobile-application-for-monitoring-body-temperature-from-facial-images-using/10.1117/12.2557856.full?SSO=1

体温は、重要なバイタルサインです。通常、体温は、わき式体温計で計測します。新型コロナウイルス感染症の発生後、非接触の赤外線体温計を用いた簡易計測もよく行われるようになってきました。

しかし、外気に触れている部位での体温計測は誤差が出てしまうため、簡易かつ高精度な計測方法が求められています。スマートフォンを用いて体温を知ることができれば、ひとつの計測手法として確立される可能性があります。中国にある大連技術大学らの研究チームは、スマートフォンで顔画像を連写し深層学習を用いて体温を推定する手法を提案しています。

彼らの手法は、まず顔をスマートフォンで連写します。顔検出アルゴリズムを用いて、連写した画像から顔領域を切り取ります。そこから事前学習した深層学習モデルを用いて、切り取った顔領域の特徴を抽出します。モデルはAlexNetなどを用います。最後に、抽出した特徴と体温の対応関係を多クラスSVMという機械学習モデルで学習します。この対応関係を使って、新しい顔の連写に対応する体温を推定します。顔特徴の抽出と体温推定はGPUクラウドで行い、推定結果をスマートフォンで表示します。

多クラスSVMは教師あり学習なので、訓練データが必要です。研究チームは被験者として144人を集め、顔画像をスマートフォンで12～18ショット連写しました。また、連写前後で赤外線体温計を用いて額の温度を測定しました。連写画像と連写前後の体温の平均値をペアにし訓練データとしました。

提案手法を評価したところ、誤差約0.3℃（2シグマ）となりました。また、ゲーム用のGPUを用いて推論したところ、2ms程度で体温を推定することができました。

彼らの手法はスマートフォンを用いるため、体温推定時に特別なデバイスを使う必要がありません。研究チームは、被験者数を増やして追加評価を行っています。スマートフォンの連写画像から体温が推定できる原理はよくわかりませんが、もし正確性が確認できれば、新型コロナウイルス感染拡大防止対策に使える可能性があるかもしれません。

●新型コロナウイルスの感染メカニズムの研究

https://science.sciencemag.org/content/370/6518/861

　ウイルスは細胞を持たないため、自分の力で増殖できず、他の細胞に入り込んで生きていきます。ヒトの身体にウイルスが侵入すると、細胞に侵入して自分のコピーを作らせます。そして細胞を破裂し、飛び散らかって他の細胞に入り増殖していきます。

　SARS-CoV-2は新型コロナウイルス感染症のもとになるウイルスで、ウイルスの表面に突起が複数付いているのが特徴です。これをスパイクタンパク質といいます。このウイルスがヒトの細胞へ侵入するメカニズムはわかっていませんが、スパイクタンパク質の先端部分がACE2という細胞表面の受容体とニューロピリン1（NRP1）というタンパク質に結合し、細胞表面の酵素TMPRSS2によって活性化され、その細胞に侵入している可能性が示唆されています。

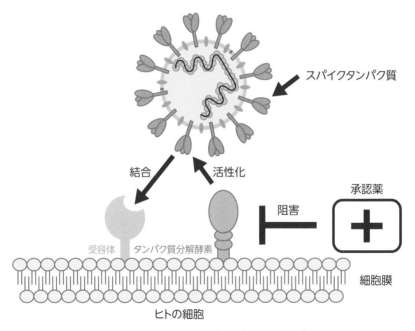

新型コロナウイルスによる細胞への侵入のメカニズム
出典：EurekAlert!の記事
（https://media.eurekalert.org/multimedia_prod/pub/web/226254_web.jpg）を和訳

イギリスにあるブリストル大学などの研究チームは、野生型のHeLa細胞とNRP1を働かなくしたHeLa細胞を生成してACE2を発現させました。そして、その細胞にSARS-CoV-2を感染させてさまざまな観察と計測を行いました。HeLa細胞は、子宮頸がんで亡くなった女性の腫瘍病変から分離されたヒト培養細胞株です。

研究チームは、SARS-CoV-2に感染したHeLa細胞には細胞核が多核化し合胞体を形成している様子を光学顕微鏡で観察しました。細胞核が複数ある細胞を合胞体といいます。

研究チームは観察後に定量的な比較を行いました。野生型とNRP1を働かなくしたHeLa細胞について合胞体を形成した細胞の割合を調べるために、研究チームは深層学習を用いて細胞質と細胞核をセグメンテーションしました。そして、機械学習を用いて、それぞれの細胞核を3つのクラスに分類しました。1つ目は細胞に核が1つだけあって感染している状態、2つ目は細胞に核が複数あって感染している状態、3つ目は感染されていない状態です。

研究チームは野生型とノックアウトで3種類の細胞核の個数をカウントし合胞体の割合を計測しました。計測結果を比較し、野生型では、多数の細胞が合胞体を形成していました。これらの結果をもとに、NRP1がSARS-CoV-2の細胞への感染を促進していることを示しました。

●新型コロナウイルス感染者の数を予測する

https://spectrum.ieee.org/artificial-intelligence/medical-ai/why-modeling-the-spread-of-covid19-is-so-damn-hard

感染者の数が今後どのように変化していくかを調べる手法は大きく3種類あります。1種類目は、「8割おじさん」として一躍有名になった西浦博教授らによってニュースに連日取り上げられた数理モデルです。有名なモデルにSEIRモデルがあります。

SEIRモデルは、免疫を持たない者（S）、感染し潜伏期間中の者（E）、発症者（I）、回復者（R）という順番に人が遷移していく過程を常微分方程式でモデル化しています。モデルのパラメータは3つあり、1つ目は、自然状態で1人の感染者が平均的に何人に感染させるかを示す基本再生産数R0です。2つ目は、Eになった者が次のIに遷移するまでの平均潜伏期間です。3つ目は、Iになった者が他者へ感染を引き起こすまでの平均発症期間です。これら3つのパラメータを定めて常微分方程式を解くことで、感染者数を予測します。

感染者数の予測手法の2種類目は、データ駆動型モデルです。感染症の数理モデルが常微分方程式を用いて感染者数を定式化したのに対して、データ駆動型モデルでは、モビリティやマスク着脱などのさまざまな種類のデータを入力し、感染者数など所望の出力が得られるように、ニューラルネットワークなどの機械学習モデルを学習させることによってモデル化します。

感染者数の予測手法の3種類目は、ハイブリッドモデルです。有名なハイブリッドモデルに、YYGモデル（https://covid19-projections.com/about/）があります。YYGモデルは、SEIRモデルをベースとしていますが、YYGモデルへの入力は、毎日の死亡者数のみとなっています。YYGモデルで用いられるR0などのパラメータの値はデータと機械学習から求められる特徴があります。YYGモデルはアメリカの状況をよく反映しているといわれており、2020年5月に、アメリカの死亡者数がこのモデルの予測値80,000とほぼ正確に一致し、「最も正確なCOVID19モデル」と呼ばれました。死亡者の予測数は、Youyang Guというデータサイエンティストによって日々更新されており、米国疾病予防管理センターに提供され、ウェブ（https://covid19-projections.com/）で公開されています。

パンデミックは未知なことが多いため、感染者数を予測することは難しいです。しかし、国の経済政策や財務計画、医療の計画などを行う上で感染者数の予測は非常に大切です。現実の感染者数の推移データによく合う手法は予測の精度も高いと思われるため、データとさまざまな技術を突き合わせながら、データをよく説明するモデルを作っていく作業が大切になります。

●新型コロナウイルス患者数から自動車用のガソリン需要を予測する

https://www.nature.com/articles/s41560-020-0662-1

国の経済や政策を議論するためにガソリン需要の予測値は重要な指標です。新型コロナウイルスの感染者が増加し、ステイホームの要請がされるなどの影響を受け、2020年3〜4月にかけてガソリン需要は減少しましたが、その後はどのように需要が推移していくのでしょうか。

ガソリン需要を予測するのに役立つデータがさまざまな出所から公開されています。新型コロナウイルスの感染者数がusafacts.orgから、州単位のガソリン需要がメリカエネルギー情報局から、前述したYYGモデルを用いた感染者数の予測がアメリカ疾病予防管理センターから、人々の移動に関する実測値がモビリティレポートとしてグーグル社とアップル社から、緊急事態宣言や学校閉鎖などのソーシャルディ

スタンスに関する政策が州政府から、人口統計（人口、人口密度、面積、収入、失業率）や全国移動量調査結果がアメリカ運輸省連邦高速道路局から公開されています。

　アメリカの研究者たちは、これらのデータと機械学習を用いて現在の新型コロナウイルス感染者の数に対して、自動車用のガソリン需要を3カ月先まで予測するモデルを構築し、需要の予測をウェブで公開しています（https://covid19-mobility.com/）。

　ウェブのアップデートは残念ながら2020年8月13日で止まっていますが、社会が混乱しているときに過去のデータや統計とAIを用いて冷静に数字を提供することはAIエンジニアのやりがいのひとつと思います。

●コロナ禍における子どもの不安予測

https://www.preprints.org/manuscript/202009.0323/v1

　コロナ禍において人々の生活は制限され、特に学校に行くことができない子どもたちのメンタルの影響は計り知れません。本研究では、深層学習を用いて子どものメンタルの影響の予測を試みています。

　インドの西ベンガルにおける子どもたちに対し、オンライン教育の状況、家庭の経済状況、親が仕事をしているかどうか、一家における子どもの数などを指標にし、深層学習を用いて彼らのメンタルの不安定さに対する予測を試みました。その結果、約90%の精度で予測することができました。これにより、どのような環境にいる子どもがメンタルの不調が出やすいかを予測し、早めにカウンセリングを行うなどの対策を講じることができます。

　一方で、深層学習による分析なので、どの要素が強かったのかを説明することは困難です。さらに因果関係も示すことは難しく、メンタルの不調が出ないように環境を整えるという方向での実用化は困難です。このように、深層学習研究の限界を知ることも大切です。

●新型コロナウイルス関連のニュースが株式市場に与える影響

https://papers.ssrn.com/sol3/papers.cfm?abstract_id=3690922

　機械学習を用いた自然言語処理（Natural Language Processing：NLP）により、文章の感情を推定することができるようになりました。本研究では、新型コロナウイルス関連のニュース記事が株式市場とどのような関係にあるのかを検討しています。

　2020年の上半期において、『ニューヨーク・タイムズ』など3つの新聞からパンデミックを扱った約20万件の記事に対し、感情分析を行いました。その結果、プラ

スの感情であれば株式市場は有意に上昇し、マイナスの感情であれば株式市場
は有意に低下することがわかりました。これは当たり前のように思えるかもしれ
ませんが、さまざまな要因によって株式市場が左右されることを考えると、新型コ
ロナウイルスのパンデミックの記事のみで有意な相関関係を見いだせたことは驚
きです。それだけ2020年の最初の半年間は新型コロナウイルスに大きな影響を受
けていたことになります。

　一方で、新型コロナウイルスにいくらか慣れてきた2020年の下半期で同じ研究
を行うと、もしかしたら有意な差は出てこないかもしれません。

発展編

　ここからは、AIエンジニアの方などAIの作り方に興味がある方向けに、音あるいは塩基配列の解析手法を用いた2つの例を詳しく紹介します。

●咳の音から新型コロナウイルスの感染を予測する

https://arxiv.org/pdf/2004.01275.pdf

　新型コロナウイルス感染症の課題のひとつは大規模な検査ができていないことです。そのため、大規模に実施でき、検査時間が短く、費用対効果の高い検査が求められています。たとえば、咳の音声から検査できれば、大規模検査に非常に有効と考えられます。しかし、新型コロナウイルスに感染していなくても咳は出るため、咳の音だけからの検査は非常にチャレンジングです。

　オクラホマ大学の研究者たちは、咳の音と深層学習・機械学習を組み合わせて新型コロナウイルスの感染有無を検査する方法を提案しています。やり方は、まず被験者の咳の音をスマートフォンで2秒間録音します。そして、その録音データをクラウドにアップロードすると、クラウド上でAIが咳データを分析し、1分以内に診断結果を返します。

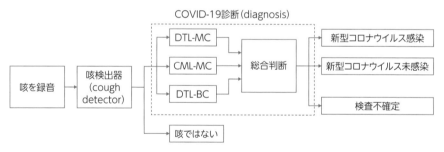

咳の音から新型コロナウイルス感染有無を検査する手法
URL：https://arxiv.org/pdf/2004.01275.pdfのFigure 2

　クラウド上で動くAIは、音が咳かどうかを畳み込みニューラルネットワークで判断します(図の咳検出器)。音データは、時刻ごとの音の強さを表す時系列データですが、周波数ごとの強度に変換した結果を画像とみなしています。そして、画像分類と同じように畳み込みニューラルネットワークを用いて音を分類しています。

　咳検出器が咳と判断した後は、その咳が新型コロナウイルス感染者の咳かどう

かを診断します（図のCOVID-19診断）。この診断アルゴリズムは少し複雑で、3つの出力の結果を考慮します。1つ目（DTL-MC）は、2クラスの畳み込みニューラルネットワークを用い、その咳が新型コロナウイルス感染者の咳かどうかを診断します。2つ目（CML-MC）では新型コロナウイルスによる咳の特徴量を抽出し、古典的な機械学習の手法であるサポートベクターマシン（SVM）を用いて同様の診断をします。3つ目（DTL-BC）は、4クラスの畳み込みニューラルネットワークを用いて、その咳が、新型コロナウイルス感染者の咳か、気管支炎患者の咳か、百日咳患者の咳か、もしくは健常者の咳かを診断します。DTL-MCとDTL-BCでは咳検出器同様、咳の音を画像とみなすことによって画像分類と同じように診断を行います。これら3つの結果がすべて「新型コロナウイルス感染者の咳」であった場合のみ、AIはユーザーに対して「新型コロナウイルス感染者の咳」と出力します。

　COVID-19診断で用いられるSVMは、機械学習を用いた分類手法として実績のある手法のひとつです。SVMでは、新型コロナウイルス感染者集団の咳データから特徴を抽出し、最も感染者らしくない特徴に注目します。同様に、非感染者集団の咳データからも特徴を抽出し、最も感染者らしい特徴に注目します。そして、注目した特徴を用いて新しい咳データが感染者の咳データかどうかを診断しています。そのため、感染者と非感染者から咳データを集めます。

　上記の咳検出器に学習させるために、環境音分類データセット（ESC-50）が用いられました。ESC-50は、咳、笑い、いびきなど50種類の音を集めたデータセットです。ESC-50を訓練データとして用いて咳の特徴を学習します。学習することで畳み込みニューラルネットワークは音が咳かどうかを判断することができるようになります。

　研究チームはまた、新型コロナウイルスに感染しているかどうかを学習するための訓練データセットを構築しました。102人の気管支炎患者、131人の百日咳患者、48人の新型コロナウイルス感染者、76人の健常者がデータセットの作成に協力しました。このデータセットを用いて前述の畳み込みニューラルネットワークとSVMを学習しています。

　提案された手法を評価したところ、新型コロナウイルス感染者の約9割を正しく診断でき、新型コロナウイルス未感染者の誤診断確率はかなり小さいことがわかっています。今後データが増えるにつれて、さらに精度が向上することが期待できます。

　現時点では臨床試験を行っていないため、この技術の有用性は未確認ですが、

スマートフォンとクラウド通信さえあれば、いつでも、どこでも、誰でも利用できる新たな診断方法になる可能性があります。

●PCR検査の高精度化

https://www.biorxiv.org/content/10.1101/2020.03.13.990242v1.full

　ウイルスは核酸（RNAまたはDNA）とそれを包むタンパク質からなる存在で、核酸の種類などによっていくつかの科に分類されます。その中のひとつがコロナウイルス科で、RNAがプラス一本鎖RNAという特徴を持ちます。コロナウイルス科には2012年に発生が確認されたMERSや2002年に発生が確認されたSARSなどがあります。2019年度に中国の武漢で発生が確認されたSARS-CoV-2（新型コロナウイルス）もコロナウイルス科の新型コロナウイルスです。

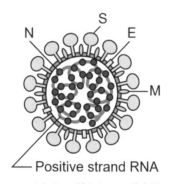

コロナウイルス科ウイルスの模式図
N：ヌクレオカプシドタンパク質、S：スパイクタンパク質、E：エンベロープタンパク質、
M：膜タンパク質、Positive Strand RNA：プラス一本鎖RNA
URL：https://www.niid.go.jp/niid/images/epi/corona/corona-fig1.png

　ウイルスのRNAを検査するためにRT-PCRがよく用いられます。RT-PCRは、RNAを鋳型としてDNAを合成した後に、特定の遺伝子領域のみを増幅する技術です。合成されたDNAはRNAと相補的な配列を持つためcDNAと呼ばれています。新型コロナウイルスもRNAを持つため、その検査にこの技術が使われています。新型コロナウイルス感染が疑われている患者の鼻や喉から液体をぬぐい、RT-PCRを用いてウイルスが存在するかを検査します。

　新型コロナウイルスが急速に広がってしまった理由のひとつは、このRT-PCR検査をもってしても精度が出ないことです。新型コロナウイルス科のウイルスは最近

出現したばかりで機能が完全に理解されていないため、満足できる精度で検出ができていないと考えられます。しかもこのウイルスはMERSなど他のコロナウイルスと非常に似ているため、他の呼吸器感染症を併発している可能性があります。このことが新型コロナウイルスの検出をさらに困難なものにしています。

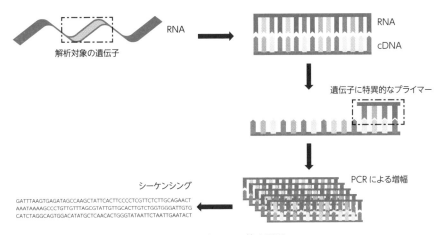

RT-PCRによるRNA検出原理

URL：https://www.biorxiv.org/content/biorxiv/early/2020/03/14/2020.03.13.990242/F1.medium.gif

　オランダにあるユトレヒト大学の研究チームは、深層学習を組み合わせたRT-PCR検査を提案しています。提案手法では、まずRT-PCR検査によりcDNAを得ます。cDNAはアデニン、グアニン、シトシン、チミンという塩基のシーケンスになっています。このシーケンスの塩基にそれぞれ数字を対応させます。シトシンに0.25、チミンに0.50、グアニンに0.75、アデニンに1.00を対応させています（次ページの表参照）。これにより、cDNAのシーケンスをまるで一次元の画像のように扱うことができます。畳み込みニューラルネットワークは画像分類の分野で優れた性能を発揮している深層学習の手法で、入力の特徴を見つけるために畳み込み処理を用いるタイプのニューラルネットワークです。研究チームは畳み込みニューラルネットワークを用いてコロナウイルス科のウイルスのシーケンスの特徴を学習させます。

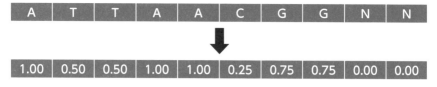

塩基と数字の対応

URL：https://www.biorxiv.org/content/biorxiv/early/2020/03/14/2020.03.13.990242/

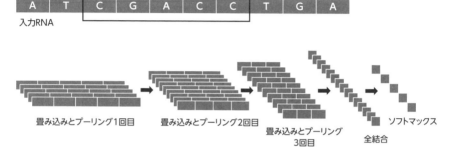

畳み込みニューラルネットワークの処理の流れ

URL：https://www.biorxiv.org/content/biorxiv/early/2020/03/14/2020.03.13.990242/F4.medium.gif

　2019年新型コロナウイルスリソース（2019nCoVR：https://bigd.big.ac.cn/ncov/）は、コロナウイルスのゲノムシーケンスなどを包括的に収集したデータベースで、中国科学院の北京ゲノム科学研究所によって運営されています。このデータの一部を学習に、残りを評価に使うことができます。

　研究チームは2019nCoVRを使って提案手法を評価しました。そして、塩基の欠落やシーケンスのエラーに関係なく、MERS、SARSなどの他のコロナウイルスと新型コロナウイルスを高精度（10回の交差検定で平均精度98.75%）で分類できました。アメリカ国立医学図書館が運営する国立バイオテクノロジー情報センター（NCBI）のデータに対しても高精度な結果が出ています。畳み込みニューラルネットワークを用いた検討はされていましたが、塩基と数字を上記のように対応させたことによって、分類精度が向上しました。

　この研究結果は、RT-PCRに深層学習を組み合わせることが有望であることを示しています。データが増えるにつれて、さらに精度が向上することが期待されます。

第 **4** 章

vs. コロナのために押さえ
ておくべきロボットの動向

ロボットの歴史や市場を概観する

━━ AIとともに進歩するロボット

　ここまで新型コロナウイルスに対するAIの貢献を紹介してきました。しかし、ソフトウェアであるAIには限界があります。AIだけでは、医師が新型コロナウイルスに罹患した患者に接する機会を減少させることは難しいのです。また、医療従事者以外にも、医療現場や軽症者用ホテルでの清掃や物資の運搬などの業務において、どうしても患者と接する必要のある人が出てきてしまいます。そこで、新型コロナウイルスに対抗するため、AIとともに注目を集めているのがロボットです。

　AIはソフトウェアなのに対し、ロボットはハードウェア、ソフトウェア、センサーの複合体として成り立っています。当然、ソフトウェアとしてのAIが発展することによって、ロボットの性能も向上していきます。

　近年、AIによって性能が向上したロボットのひとつにバラ積みのピッキングロボットがあります。箱の中にランダムに積まれたものを持ち上げて別の場所に動かすタスクです。ロボットなら簡単にできるのではないかと思うかもしれません。しかし、ゲームセンターでのクレーンゲームを思い浮かべればその難しさは想像できるのではないでしょうか。クレーンゲームでは、人間が重心の位置を予測し、クレーンを動かし、景品をキャッチします。ロボットがこの作業を行うためには、ロボット自身がモノの重心の位置を推定できなくてはなりません。

　ここでAIが登場します。ロボットに付いているカメラなどのセンサーデータから深層学習による物体認識を行い、強化学習によって何度も成功と失敗を繰り返すことで重心位置を学習し、ようやくピッキングを行うことができるようになるのです。このようにAIの発達によってロボットも確実に進歩していっているのです。

━━ ロボットの歴史

　ロボットと聞くとどういうものを想像するでしょうか。ドラえもんや鉄腕アトムのような直立二足歩行や人間と会話ができるロボットでしょうか。それとも、身近にあるルンバのようなロボットでしょうか。ソニー社のペットロボットaiboは、2006年に一度生産・販売を終了してから10年以上の時を経て2018年に復活し、大きな

話題を呼びました。

　ロボットと一口にいっても、これだけ多種多様なロボットが思い浮かびます。ここで簡単に各種ロボットの起源を振り返ってみます。

　現代のロボットという用語から想像するものとは程遠いかもしれませんが、ロボットの起源と思われるものは、1800年代に登場したからくり人形になるでしょう。ゼンマイ仕掛けでできたこの人形はお茶を運び、お辞儀をし、空になった湯飲みを持ち帰ることができました。

　工業製品の生産に使用される産業用ロボットが最初に生まれたのは1960年代のアメリカでした。日本では、川崎重工業社から1969年に最初の産業用ロボットが開発・販売されています。高度経済成長期の最盛期に、各種産業を後押しする大きな働きを担いました。

　世界初の二足歩行型のロボットは、1973年に早稲田大学の研究チームが開発したWABOT-1と呼ばれるロボットです。日本語で簡単に会話することもでき、はじめてのヒューマノイドロボットとして知られています。そして、2000年には、自律移動型の二足歩行型ロボットである本田技研工業社のASIMOが誕生しました。ASIMOは自律移動が行えることや、歩行と走行の両方を同じロボットで実現できることなど、画期的な二足歩行ロボットとして世界から注目を集めました。このように、二足歩行型のロボットでは日本が世界をけん引してきたことがわかります。

　先ほど紹介したaiboは1999年に初代が販売開始されました。家庭用に販売された動物型ロボットとしてははじめてのことで、ペットロボットという新しい概念を市場にもたらしました。また、エンターテインメントロボットとしては、トヨタ自動車社から、バイオリンやトランペットを演奏できるロボットが開発されています。2005年に開催された愛・地球博のトヨタグループ館でその演奏が披露されました。

　ルンバは2002年に初代が登場し、現在は、充電のタイミングも自分で判断できるようになっています。

■■■ ロボットの市場

　このようにさまざまなロボットが市場に登場しています。では、ロボットの市場環境はどのように変化しているのでしょうか。

　ロボットは、大きく産業用ロボットとサービスロボットの2種類に分けられます。産業用ロボットは、先ほども紹介した通り、工場で溶接や塗装などの場面で活躍しているロボットです。それに対し、サービスロボットは、産業用ロボットが担当し

ない幅広い分野を含んでいます。これまでに紹介したエンターテインメントロボット、ルンバなどの家庭で利用されるロボットもそうですし、ソフトバンク社のPepperのようなコミュニケーションロボットもその一例です。

　市場を推定するにあたっては、ロボットの定義の明確化が必要になります。しかし、サービスロボットは定義が難しく、市場を予測することは簡単ではありません。ルンバはロボットといってよいかもしれませんが、自動運転車やウェアラブルデバイスはロボットでしょうか。ロボホンというロボット型の携帯電話がありますが、これはロボットでしょうか。このようにさまざまな形のデバイスがあり、ロボットでないものとの切り分けが難しいのがサービスロボットです。

　一方、産業用ロボットは、工場での導入ロボット数を受発注ベースで集計できるため、市場の概算データを得ることができます。ここでは、産業用ロボットをベースに世界のロボット市場を見ていきます。

　産業用ロボットが最も使われているのが自動車業界、次に多いのが電機メーカーです。トヨタやホンダ、パナソニックなど、多くの日本メーカーが世界で活躍している領域です。そのため、産業用ロボットも日本のお家芸となっています。

　国際ロボット連盟（IFR）が2013年から2018年までの産業用ロボットの導入数の推移と、2019年から2022年の予測を発表しています。その報告によると、2013年に17万8,000台だった産業用ロボットが、2018年には42万2,000台と2.3倍ほどの市場成長があったことが示されています。さらに、2022年には58万4,000台まで成長すると見込まれています。その市場をけん引しているのが中国です。2018年の導入数で、中国は15万4,000台で1位、2位の日本の5万5,000台に対し、3倍近くものロボットを導入していることがわかります。成長著しい中国の巨大市場の中で、工場のロボットオートメーション化が加速していることがわかります。

　サービスロボットも適用分野によってその市場形成の速度の違いはあれども、同様に大きな市場成長があることでしょう。

　日本のロボット産業の市場予測は、NEDOが2010年にまとめています。産業用ロボットとサービスロボットをあわせた国内市場推計値で、2015年に1.6兆円の市場を形成し、2035年には9.7兆円の市場を見込んでいます。20年で市場が6倍に拡大し、特に、サービスロボットの分野が著しい発展を遂げることが期待されています。市場成長を実現するため、ロボットへの投資も日本では活発に行われています。経済産業省では、2015年から2020年の5年間をロボット革命集中実行期間と位置付け、ロボット関連プロジェクトへ積極的に投資を実行しました。

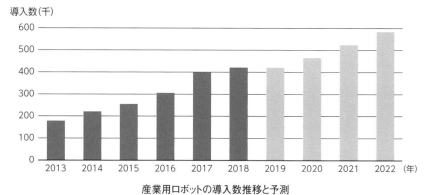

産業用ロボットの導入数推移と予測
出典:「Welcome to the IFR Press Conference 18th September 2019 Shanghai」

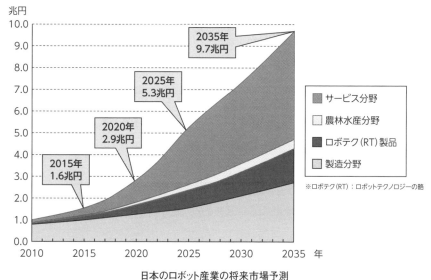

日本のロボット産業の将来市場予測
出典:NEDO「ロボットの将来市場予測を公表」

福島ロボットテストフィールドがオープン

　このような市場成長が見込まれる環境にあって、新たなロボットの研究開発拠点が2020年にオープンしました。それが、福島ロボットテストフィールドです。これは、2011年の東日本大震災で被災した南相馬市で新たにロボット産業を創出するために整備されたものです。東西約1,000m、南北約500mの敷地で、無人航空機エリアやインフラ点検・災害対応エリア、水中・水上ロボットエリア、開発基盤エリアなど4つのエリアから構成されています。

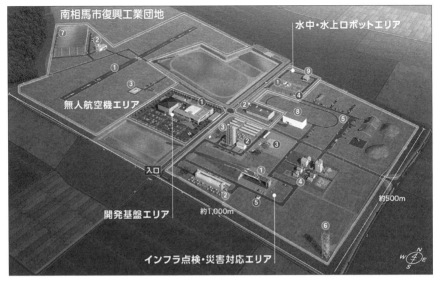

福島ロボットテストフィールドの施設のイメージ
URL：https://www.fipo.or.jp/robot/

　昨今、ドローンが注目を集めています。また、eVTOL（垂直離着陸型航空機）というドローン型の空飛ぶクルマの開発も世界中で活発化しています。ドローンは目視外での飛行をきちんと担保する必要があります。また、空飛ぶクルマもその安全性はきちんと評価していかなければなりません。AIの発達によって、自動運転の自動車も大きな話題になっています。

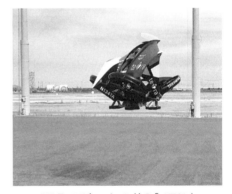

テトラ・アビエーション社の「eVTOL」

　福島ロボットテストフィールドのオープンによって、これまで試すことができなかった多くのロボットの実験を行うことができるようになるでしょう。その結果、多くのイノベーションが起きることが期待できます。産業用ロボットとともに、これから市場がどんどん成長していくサービスロボットの分野でも日本のプレゼンスをしっかり発揮していかなければなりません。

現行のサービスロボット

━━ 人とコミュニケーションを取るロボット

ロボットには、産業用ロボットとサービスロボットの2種類があることを紹介しました。また、サービスロボットは定義が難しいことも紹介しました。ここでは、ロボットの定義に踏み込むことはしませんが、主たる機能と実装するフィールドの2つの軸をもとにサービスロボットを概観します。

本節では、サービスロボットの機能面に着目して整理します。次節では、その機能がどういうフィールドで実装されているのか、その具体例を紹介します。特に、コロナ禍で活躍が期待されているロボットを中心に紹介します。

まずは、コミュニケーションロボットを紹介します。時に身振り手振りを交えながら人とのコミュニケーションができるロボットです。AIの普及に伴い、ロボットのコミュニケーションの質も向上しており、街や売り場の案内など、日常においてもよく見かけるようになりました。

先ほどコミュニケーションロボットの一例として、Pepperを挙げました。Pepperの動きは人間に似せて作られており、肩やひじ、顔や視線を動かすことによって感情表現をできるようになっています。また、同時に、人々の感情をその表情から認識する機能も搭載しています。皆さんも街中で目にする機会も増えたと思いますが、多くの商業施設で利用され始めています。

一方、Pepperに比べてコミュニケーションロボットの中でも比較的サイズが小さく、家庭で利用できるコミュニケーションロボットがあります。その一例がRobiです。Robiは、多くのロボットの設計やデザインを手掛けているロボットクリエイターの高橋智隆氏がデザインを手掛けたロボットです。デアゴスティーニ・ジャパン社から発刊される『週刊ロビ』に付属するパーツを組み立てることによって、自分でコミュニケーションロボットを自作できることで大きな

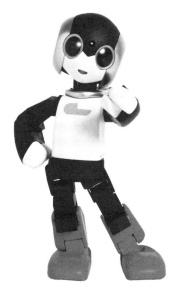

**自分で組み立てることができる
コミュニケーションロボット「Robi2」**

話題になりました。Robiは二足歩行やダンスの機能も搭載し、200以上の言葉を理解することができるロボットです。2017年にはRobi2が登場し、人の顔と名前も覚えることができるようになり、家族の一員のような愛嬌のあるロボットとして人気を博しています。

━━ 遠隔でコミュニケーションを取るためのテレプレゼンスロボット

　遠隔でコミュニケーションを可能にするロボットとして、テレプレゼンスロボットがあります。遠隔でのコミュニケーションというと電話が一般的ですが、最近では、テレビ電話も広く利用されるようになってきました。また、新型コロナウイルスの影響で在宅勤務も増え、テレビ会議も昨今定着してきています。

　このような遠隔でのコミュニケーションの際に使われるのがテレプレゼンスロボットです。テレプレゼンスロボットには固定型と移動型の2種類があります。固定型のテレプレゼンスロボットは、テレビ電話のように遠隔地にいる人とのコミュニケーションができる機能を搭載したものです。移動型ロボットは固定型ロボットの特徴に加え、遠隔地からロボットを操縦することができる機能を備えています。

　アメリカのダブルロボティクス社からDouble 3という移動型のテレプレゼンスロボットが販売されています。トミー ヒルフィガージャパン社の表参道店では、当時販売されていたDouble 2のロボットを使用し、2014年に世界ではじめてバーチャルでの来店を可能にする企画を実施し、話題を呼びました。

　日本でテレプレゼンスロボットはあまり馴染みがありませんが、今後、大きな市場の成長が予想されています。グローバルインフォメーション社の世界市場予測では、2018年から2023年にかけ、その市場が年平均26.53%で成長すると予想されています。また、日本の市場は、シード・プランニングの予想によると、コミュニケーションロボットとテレプレゼンスロボットをあわせて2015年から2024年の9年間で25倍に拡大するとされています。

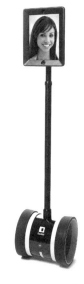

テレプレゼンスロボット「Double 2」
URL：https://www.gii.co.jp/report/
bis796842-global-telepresence-robot-
market-by-value-volume.html

━━━ パーソナルモビリティを支援するロボット

　AIという言葉とともに、最近では、MaaS（Mobility as a Service）という言葉もよく聞かれるようになってきました。ICTの活用によって、移動を新しいサービスとして提供していこうというものです。

　MaaSという言葉の広まりとともにラストワンマイルという新しい概念にも注目が集まっています。ラストワンマイルとは、既存の交通手段に加え、電車の最寄り駅から目的地や、最寄りのバス停から目的地までといった、既存の交通手段では補いきれない最後の移動行程のことを指します。

　最近、東京都心では、シェアサイクルが発達してきました。ナビタイムジャパン社は、2020年に、東京都が実施した「MaaSの社会実装モデル構築に向けた実証実験」に参画し、その中で、MaaSのアプリの実証を行っています。そこでは、公共交通機関の経路検索に加え、シェアサイクルの決済を1つのアプリ内で完結させることで、ラストワンマイルにも対応したソリューションを提供しています。

　このように、ラストワンマイルに注目が集まる中、パーソナルモビリティを支援するロボットにも注目が集まっています。海外に行ったことがある方は、セグウェイが走っている光景を見たことがあるかもしれません。また、ヨーロッパでは、電動キックボードのシェアリングサービスも普及し、多くの電動キックボードが街中を走っています。また、日本のウィル社からは、高齢者のラストワンマイルの移動を支援するために自動運転による電動車椅子の開発も行われています。

　このように、パーソナルモビリティとして、さまざまな形状や幅広い年齢層を対象としたロボットの開発も世界各国で積極的に行われています。

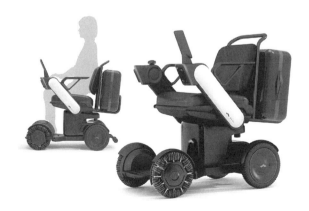

自動運転による電動車椅子「WHILL自動運転システム」

モノの搬送用ロボット

　ここまでパーソナルモビリティを支援する
ロボットを紹介しましたが、人ではなくモノ
の搬送を行うロボットも活躍しています。工
場などでよく利用されているものとして、ガ
イドとなるマーカーをたどって動くロボット
があります。また、人に追従して動くロボット
もよく利用されています。あらかじめ地図情

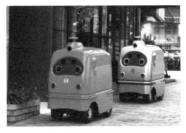

ゆうパック無人配送の実証実験

報を記憶させセンサーを搭載することで、人との衝突を避けながら自律移動する
ことができるロボットも近年開発が進んできています。

　日本では、2019年に経済産業省が「自動走行ロボットを活用した配送の実現に
向けた官民協議会」を開催し、自律移動する搬送ロボットが公道を走行できるよう
な安全整備や法整備の検討を進めています。2019年には、ZMP社と日本郵便社
が自動車学校で無人でゆうパック配達の搬送ロボットの実証実験を行ったことが
報告されています。海外では、イギリスやアメリカなどで自律移動の搬送ロボット
が実際に活躍し、GAFAのひとつであるアマゾン社が搬送ロボットを用いたデリ
バリーサービスに着手するなど、競争環境も激化しています。

警備や清掃などその他にもさまざまなロボットが登場

　警備ロボットの開発も進んでいま
す。施設内の地図情報をもとに施設
内の自動巡回警備をロボットが行う
事例も増えてきました。センサーに
よる顔認識はもちろんのこと、セコ
ム社からは、金属探知機を内蔵した
アームによってゴミ箱内の点検を行
うロボットも開発されています。

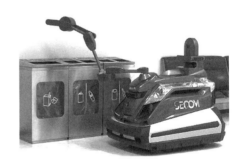

金属探知機を用いた警備ロボット

　清掃ロボットも近年機能が向上し
ています。家庭用のロボット掃除機であるルンバは皆さんご存じの通りです。
業務用の清掃ロボットも開発されています。　カナダのアヴィドボッツ社から自
律移動の清掃ロボットが開発され、日本では、同社のロボットをマクニカ社が
代理店契約し、販売しています。

　その他にも、ドローンや災害時のレスキューロボット、筋力補助となるパワーアシストスーツは介護で活躍しています。手術支援ロボットでは、ダビンチというロボットが有名です。

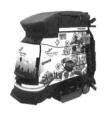

アヴィドボッツ社の清掃ロボット「Neo」

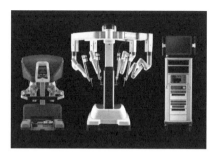

手術支援ロボット「ダビンチ」
出典：INTUITIVE HP
URL：https://www.intuitive.com/ja-jp

　このようにAIの発展とともに、さまざまなロボットの開発が進展してきました。特に、センサーデータから外の情報を取得することによって、自律移動ができるロボットが増えてきたことが近年の大きな特徴でしょう。また、画像解析の精度向上によって、衝突回避の機能が向上したことも自律移動実現の後押しになっています。そして、自律移動による水平移動と同時にエレベーターとの連動による垂直移動ができるロボットも増えてきました。今後ロボット導入が進んでくると、ロボット同士が互いのデータをやり取りすることで、より精度の高いオペレーションが可能になることも考えられることでしょう。

ロボット実装の事例

━━ 医療機関で活躍するロボット

　ここまで、ロボットを機能軸で整理してきました。ここからは、それらの機能を搭載したロボットがどのようなフィールドで活躍しているのかを紹介していきます。

　まずは、医療機関で活躍するロボットです。新型コロナウイルス対策のために、医療機関でもさまざまなロボットの導入が検討されています。これまでに導入されているサービスロボットを見てみましょう。

　1つ目は、搬送ロボットです。病院に導入されている搬送ロボットでは、パナソニック社から発売されているHOSPIが有名です。HOSPIは病院内の地図情報を記憶し、たとえば病棟で患者から採取した検体を検査室まで自動的に運ぶことが可能になっています。

　自律移動ロボットの大きな課題のひとつに、患者などの一般利用者がいるところで衝突を避けながら同居することが挙げられます。HOSPIは、子どもなどを含めた患者に寄り添ったデザインになっており、同居しても違和感を持たれないような工夫がなされています。また、衝突回避の機能の他に、走行時に音を発し、その存在を知らせることで、注意を促す機能を搭載しています。エレベーターや自動ドアとも連携することができ、不自由なく水平移動と垂直移動を行い、人の監視なども不要で、完全な自律移動を実現しています。松下記念病院をはじめ、神戸市立医療センター中央市民病院などで運用され、スタッフの業務効率化に大きな貢献をしています。また、シンガポールのチャンギ総合病院など、海外にも活躍の舞台を広げています。

　世界ではじめて病院に配備され、受付や案内を行ったのがテムザック社のロボットです。2006年に福島県の会津

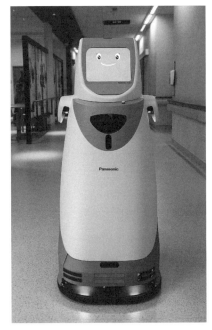

病院用の搬送ロボット「HOSPI」

中央病院に導入されました。受付ロボットはタッチパネルで目的地までの道順を示します。また、来院した人をエレベーターまで案内することもできます。行っている作業は単純なものでしたが、2006年からサービスロボットが実装され、実際に活躍していたのは驚くべきことです。

　搬送ロボット、受付や案内ロボットは新型コロナウイルスの際にも大きな活躍が期待されます。病院で活用されているロボットは搬送ロボットだけではありません。コロナ禍においても従来通りの活躍が期待されるロボットが介護や治療用のロボットです。手術支援ロボットであるダビンチは既に紹介しました。手術の際に切開する身体の範囲が小さいため、患者にとって非常に負担の少ない手術が可能です。ロボットによるイノベーションのひとつといえるでしょう。

　また、脳や神経を伝わる信号と連動させることによって動くロボットの開発も進んでいます。たとえば、幻肢痛で悩まされる患者を救うロボットがその一例です。幻肢痛とは、手や足を切断した患者が、手術後に存在しないはずの手や足に痛みを感じる現象です。2016年に大阪大学などが脳の信号をもとに動かすことのできるロボット義手を用いることで、幻肢痛が緩和できるという研究成果を発表しています。また、幻肢痛に対しては、拡張現実（AR）を用いる取組みも行われています。ARで現れる仮想の腕を動かすことで幻肢痛を和らげることができることも報告されています。

　このように、医療機関では既に多くのロボットが利活用されています。

駅で活躍するロボット

　2020年、JR東日本の山手線に、49年ぶりの新駅となる高輪ゲートウェイ駅が開業しました。同駅では多くのロボットが試行導入されることとなり、大きな話題を呼びました。JR東日本社では、これらのロボットを導入するために2019年までに多くの実証実験を実施し、高輪ゲートウェイ駅の開業に合わせて導入を実現させました。

　改札外には2つのサイネージが設置されており、音声入力で道案内や乗換案内を得ることができます。この音声案内の自動化に関する検証は2018年から実施されています。案内や質疑応答のAIやロボットを導入するためのアプローチ方法としては、最初にあらかじめ想定されるQ&Aを用意し、AIにそのQ&Aを学習させることから始めます。各社のAIエンジンが、入力情報を言語解析し、その結果と用意された質問リストを対応付け、最適と考えられる回答を出力しています。しかし、たいていの場合、最初の段階では、想定するQ&Aリストは十分な量は用意で

きません。そこで、実証実験などの期間を経て、また実装後もQ&Aリストを定期的にメンテナンスすることによって、AIを賢くしていくのです。

JR東日本社では、2018年に6つの駅でフェーズ1となる「案内AIみんなで育てようプロジェクト」をスタートさせ、2019年に8つの駅でフェーズ2を実施しました。フェーズ2はラグビーワールドカップの開催期間中とも重なったため、多くの外国人観光客も利用したことでしょう。ロボットの力を用いることで、多言語対応できることも大きなメリットのひとつです。オリンピックや大阪・関西万博を控え、多くの国際交流が期待されるため、今後も駅への案内用ロボットの導入は進むと考えられます。

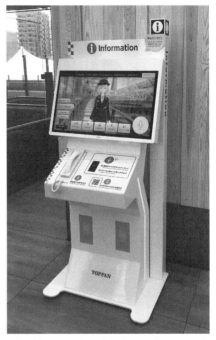

高輪ゲートウェイ駅の多言語AI案内サイネージ

また、自律移動型の清掃ロボットと警備ロボットも試行導入が実現しています。清掃ロボットは主に夜間に清掃業務を代替し、業務効率化を達成しています。警備ロボットは、人員を増強することなく従来以上の警備体制を実現できることが期待されます。

さらに、高輪ゲートウェイ駅の改札内には、無人コンビニTOUCH TO GOを導入しました。アメリカではアマゾン社が2018年に無人コンビニAmazon Goを設置し、大きな話題となっていました。入店の際に、電車の改札口のようなゲートにQRコードをかざすと、その後はその人がどこにいるか、何を買ったのかがすべて店内のセンサーで管理され、レジを通すことなくAmazon.comに登録した決済情報をもとに決済が完了してしまうシステムになっています。コンビニ店全体が1つのロボットのようにセンサー連動している環境です。高輪ゲートウェイ駅のTOUCH TO GOでは、入店の際に何かをタッチする必要はありませんが、決済の際に交通系ICで精算を行います。

このように身近な駅という設備においてもさまざまなロボットが導入されています。案内ロボットの導入に関する実証実験は、JR西日本の大阪駅や京王電鉄の

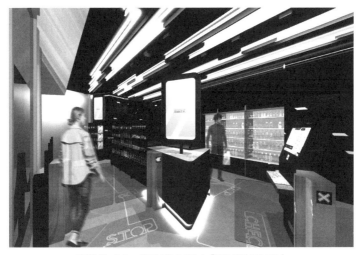

高輪ゲートウェイ駅に導入された「TOUCH TO GO」

京王線新宿駅で実施されており、これからも増えていくと考えられます。これまで駅員が道案内をしていましたが、今後は、道案内はロボットが代替し、駅員は旅客の安全のため、他の駅業務に専念することができるようになります。

━━ 家庭で活躍するロボット

　家庭でもロボットが活躍しています。

　清掃用ロボットとしては、アイロボット社から出ているルンバがその代表でしょう。2002年に登場したルンバですが、近年では、AIを搭載することによって、効率的に部屋の掃除を実施することができるようになっています。センサーによって、部屋の広さや形の把握、ごみのありかの検出ができるようになっています。また、部屋の間取りを記憶することもできるようになり、さらに、2センチ以内の段差であれば乗り越えられるようになりました。アイロボット社からはルンバのほか、床拭きロボットも販売されています。水拭きとから拭きのどちらにも対応できます。清掃用ロボットは新型コロナウイルスとは関係なく、忙しい共働き世帯などで今後も活躍し続けるでしょう。

　コミュニケーションロボットも家庭に入ってきています。在宅勤務が増えたことによって、活躍する機会も増えたのではないでしょうか。Robiは前節で話題にしましたが、それと同じく高橋智隆氏がデザインを手掛けたのが、シャープ社から販売されているロボホンです。コミュニケーションロボットにスマートフォンの機能

を搭載したロボット型携帯電話です。Robiと同じように コミュニケーションロボットとしてダンスの披露ができることはもちろん、携帯電話として、通話やメール、カメラなどを使用することができ、一石二鳥の活躍が期待されます。

　また、人の癒やしを目的としたロボットもあります。産業技術総合研究所が開発したアザラシ型ロボットのパロはその一例です。ペットセラピーには馴染みがありますが、同じ効果をロボットで実現しようというものです。2002年には最もセラピー効果があるロボットとしてギネス記録に認定され、東日本大震災でも避難所で活躍しました。

　このように在宅が増えた分、改めて注目を集める可能性のあるロボットも数多く存在します。

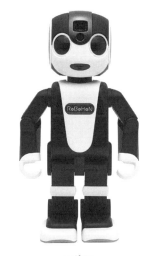

ロボホン
出典：SHARP HP
URL：https://robohon.com/

■■■ ロボットの実装にあたって気を付けるポイント

　ここまで医療機関、駅、家庭という3つの事例から実装されているロボットを見てきました。

　ロボットを実装する上では、いろいろな障害があります。電源が確保できるか、通信環境は確保できるか、といったことです。また、自律移動型のロボットの場合、床面の状態はロボットが通行できる状態になっているかといったことも気にしなければなりません。屋外で使用する場合には、床面がアスファルトなのか芝生なのか砂利道なのかによって走行できるロボットの種類が変わってきます。

　また、周囲の環境によっても必要な安全設計が変わってきます。医療機関であれば、点滴スタンドや歩行器を持ち歩いている患者も多くおり、俊敏な動きをすることが難しい患者も多いことでしょう。駅であれば、特に通勤時には多くの乗客でごった返すことになります。また、キャリーバッグを持つ人も多くいることでしょう。このように医療機関と駅とでは衝突回避という単語ひとつ取ってもまったく異なる想定をしなければなりません。医療機関や駅では車や自転車を想定する必要はありませんが、街中ではそうはいきません。事前にシミュレーションすることはもちろんのこと、実証実験を繰り返し、安全を常に見直すことで、ようやく人とロボットが共存できる社会が作られていくのです。

実証事業から見る
ロボットの将来像

━━ 国や自治体が積極的に実証実験をサポート

　先ほど、ロボットを実装させるためには、実証実験を繰り返すことが大切と述べました。実証実験を行うにあたっては、国や自治体が積極的に支援しています。

　経済産業省が2015年から2020年までの5年間をロボット革命集中実行期間と位置付けていることは前述の通りです。2020年までに多くの実証実験が実施されています。『ロボット導入実証事業　事例紹介ハンドブック』として、経済産業省と日本ロボット工業会からその成果がまとめられています。2018年度の経済産業省のサービスロボットの実証事業をかいつまんで紹介します。

　2018年度は、成田空港と羽田空港の2カ所の空港でロボット実証が行われています。面白いことに、成田空港では、病院施設に導入されているロボットとして紹介したパナソニック社のHOSPIが実証実験用のロボットとして採択されています。

　HOSPIは、病院内では搬送ロボットとして使われていましたが、病院を飛び出し、サイネージロボットとして生まれ変わって実証実験に参加しています。前面と側面の3カ所に広告や案内を表示するディスプレイを配置し、空港内を動く広告体として動き回りました。既存のデジタルサイネージは置いているだけですが、ロボットがサイネージになることによって、注意をひくことができます。実証実験の結果、従来のデジタルサイネージと比べて視線量は2倍以上に増大しました。羽田空港では、警備や搬送、翻訳などのロボットが活躍しました。

　このように、実証実験では、以前から使

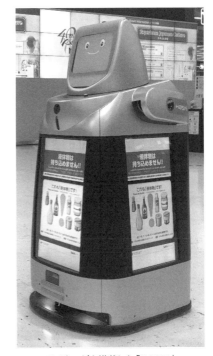

サイネージを搭載した「HOSPI」

用されているロボットを別の目的に転用するといったイノベーションを起こす可能性が期待できます。新型コロナウイルスをきっかけに、従来とは異なる使い方によって、人手を削減する可能性に目を向けているロボット事業者もいるのではないでしょうか。

　また、コト消費に目を向けた実証実験も実施されています。2017年には、経済産業省の実証事業で、JTB西日本社（当時）が、観光にロボホンを同行させる実証実験を行いました。ロボホンが観光に同行することで、観光案内をロボットで代替することができないかというユニークな取組みです。人に観光ガイドを頼むのは少しハードルが高いですが、ロボットであれば、かわいい旅の仲間として受け入れられるのではないでしょうか。この取組みは、2019年11月より、修学旅行などで京都を訪れる学校向けの教育旅行プログラム「ロボ旅＠教育旅行」としてサービスが開始されています。これは、ロボットによる新たな付加価値の一例です。接触を避けなければならない昨今の事情を鑑みると、今回の新型コロナウイルスをきっかけに新たな付加価値提供のひとつとして考え得る取組みです。

　東京都では、Tokyo Robot Collectionというロボット実証事業を行っています。2019年度には5つのフィールドで複数のサービスロボットの実証事業が実施されました。

　竹芝ふ頭で行われている竹芝夏ふぇすでのロボット実証事業では、とりわけ多くのロボットが参加しました。野外に設置された模擬店では、調理ロボットが活躍する姿が披露されました。コネクテッドロボティクス社が開発したたこ焼きを作るロボットが、模擬店の中でたこ焼きを作り、来客者にふるまいました。

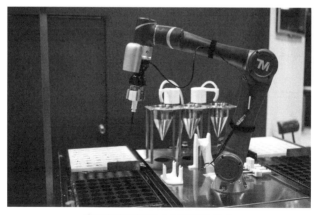

実証実験に参加したたこ焼きロボット

　また、追従運搬ロボットによる商品運搬の実証も行われました。これはCiP協議会が開発したロボットで、人に追従してモノを運搬することができます。ロボットがベンチに座っている来客者のもとに商品を届けました。

　人と手が触れることもはばかられる昨今、商品の運搬業務を担うロボットや、食品を作るロボットが実際に活躍する機会も増えてくるのではないでしょうか。

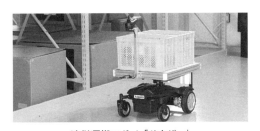

追従運搬ロボット「サウザー」
出典：日立物流ソフトウェアHP
URL：https://www.hitachi-hbsoft.co.jp/solution/thouzer/

■■■ 5Gとともに変わるロボット体験

　5G通信という言葉がメディアを大きくにぎわすようになってきました。5G通信対応のスマートフォンが発売され、テレビ電話などがより便利になるのではないかとにわかに期待が高まっています。5G通信の環境整備も各国、自治体が積極的に推進しているところです。東京都では、スマート東京実施戦略を策定し、その中で5Gネットワーク整備も中心的な取組みに位置付けられています。都庁周辺の西新宿エリアや南大沢エリアなどをスマート東京の先行実施エリアとし、先進的な都市実装サービスの実現に向けて重点的に取り組んでいるところです。

　国別に見ると、5G戦略では中国が最も先進的な取組みを実施しています。既に、チャイナモバイル社は北京や上海、深圳など50都市に5Gネットワークを展開しています。5G通信によって、当然のことながらロボットの環境も変わることが予想できます。既に5Gを用いたロボットの実証実験も多数展開されています。5Gによって受けられる恩恵はどのようなものでしょうか。

　5Gのうたい文句に「超高速・大容量」「多数同時接続」「超低遅延」という3つのキーワードがあります。超高速・大容量によって、既存の4G通信に比べ100倍もの速度で通信が実現できる可能性があり、4Kや8Kなどの高解像度画像を伝送できることが期待されています。また、多数同時接続によって、IoTなど多くのデバイス

を一度に接続することができるため、AIの発展が期待されています。加えて、超低遅延によって、テレビ電話などを行っているときの遅延が今よりもはるかに短くなります。今でも数秒以内には音声や画像が届くため、不自由を感じることは少ないですが、遠隔からでもリアルタイムに動画像を確認することができることで、遠隔手術や自動運転への応用が期待されています。

■■■ 5Gとロボットの融合による新たな価値提供例

ロボットと5Gを用いた遠隔手術の実証実験を世界ではじめて成功させたのはやはり中国です。2019年に5G技術を使って、豚の手術を成功させたという発表がありました。50km離れた遠隔地からリアルタイムの動画像を見ながら手術ロボットの操作を実現しました。遠隔地から繊細な作業が行えるのは5Gの利点のひとつです。スキルを持った医師の手術を全国どこからでも受けられるようになる世界が、5Gとロボットが融合することによって実現しようとしています。

5Gを利用した警備ロボットが街中を巡回しているのもやはり中国です。上海警察では、5G通信が可能な警察ロボットに上海の街を巡回させています。5G通信の利点を活かし、ロボットが撮影した動画像データをリアルタイムに上海警察で確認することができます。また、その警備ロボットは、顔、音声、歩行の特徴から個人を特定することもできます。5Gとロボット技術によって中国当局の監視の目もさらに強まっているともいえるかもしれません。

日本でも、5Gを用いたロボットの実証実験は行われています。2018年には、トヨタ自動車社が開発したT-HR3というヒューマノイドロボットを遠隔地から5G通信を利用して操作する取組みが行われました。また、2019年には、H2L社が開発したカヤックロボットを遠隔から操作する実証実験も行われました。操作者には水の抵抗感やカヤックの揺れを実際に感じることができるような仕掛けも施されています。

このような仕掛けはテレイグジスタンスという言葉でも知られています。テレイグジスタンス社が実際にロボットの触覚などを遠隔で感じられるソリューションを開発しています。操作者は、VR（バーチャルリアリティー）のゴーグルを装着し、手にも触覚を感じるデバイスを装着することで、ロボットと同じ感覚を得ることができます。実際に、ロボットが観光を代替するような実証実験の取組みも行われています。観光の制限などがある昨今において、観光PRの手段のひとつとして検討の余地があるのではないでしょうか。

世界各地で開かれる ロボットの競技大会

■■ 世界中でロボットの競技大会が開催されている

　これまで、既に実装されているロボットや実証実験段階で間もなく実装されよう としているロボットを紹介してきました。一部の業務を代替し、各業務に特化して いるロボットと人が共存できる社会が遠くない将来実現するでしょう。しかし、ロ ボット同士の協働や直立二足歩行のロボットは、ここまでの例にはあまり出てきて いません。ドラえもんや鉄腕アトムのような世界観を作るのにはまだまだ多くの 課題があることがうかがえます。

　ロボット技術のさらなる発展と技術者同士の交流、教育を目的としたロボットの 競技大会も世界中で多数行われています。代表的なものをいくつか紹介します。 また、実際のロボットコンテストの様子から、人間が当たり前のようにできている にもかかわらずロボットにとっては難しいことは何なのかも見ていきましょう。

　日本発祥の大会として有名なのがロボカップです。1997年に第1回の大会が 開催されて以降、毎年世界各国で国際大会が開催されています。ロボカップは、ロ ボットのサッカーワールドカップを行うもので、2050年までにワールドカップ優勝 チームに勝つ人間型のロボットチームを作る目標を掲げています。その目標の実 現に向け、毎年世界中の技術者がロボットの開発に取り組んでいます。日本の研 究者が発案した大会が長年にわたって開催され、世界中の技術者の目標になっ ていることは誇らしいことです。近年では、小型ロボットリーグや中型ロボットリー グ、ジュニアリーグ、レスキューロボットリーグなど、サッカーだけでなく、さまざまな リーグが開催され、大会のすそ野を広げています。

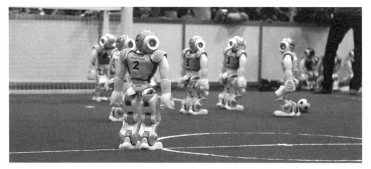

ロボカップサッカーの様子
出典：ロボカップ日本委員会HP
URL：http://www.robocup.or.jp/robocup-soccer/standard-platform/

　アメリカの国防総省の機関であるDARPAも、2015年にDARPAロボティクスチャ
レンジという競技大会を開催しています。国防総省が開催する大会ということか
ら、災害救助用のロボットの開発を促すことを目的にしています。車の運転に始ま
り、ドアを開けたり、電動のこぎりを用いて壁に穴を開けたり、がれきを乗り越え
たり、実際に災害現場で想定されるロボットの挙動をシミュレーションした8つの
課題を実施しました。日本からは本戦に5チームが参加しましたが、23チーム中最
高位は10位という結果に終わりました。

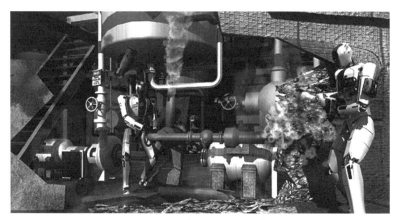

DARPAロボティクスチャレンジ
出典：DARPA HP
URL：https://www.darpa.mil/program/darpa-robotics-challenge

　また、2020年度に経済産業省とNEDOが中心となって日本ではじめて開催しよ
うとしていたWorld Robot Challengeというロボット競技会があります。また、経済産

業省とNEDOが中心となって開催するWorld Robot Summit 2020というロボット大会の中にも、World Robot Challengeというロボット競技会が含まれています。2020年度の開催予定でしたが、新型コロナウイルスの影響で2021年度に延期となっています。愛知と福島の2つの会場で、ものづくり、サービス、インフラ・災害対応という3つのカテゴリーとジュニアカテゴリーをあわせた4つのカテゴリーの競技会が予定されています。福島の会場は、前述の福島ロボットテストフィールドが活用される予定となっています。World Robot Summit 2020は2018年に、プレ大会となるWorld Robot Summit 2018が開催されており、World Robot Summit 2018の中でもロボット競技会が実施されています。

このように、サッカーという複数のロボットが協働する必要がある競技大会、災害時の二足歩行型のロボットの競技大会など、多種多様な競技大会が開催されています。第1章では、深層学習は、画像解析の精度を競う競技大会で話題を集めたことを紹介しました。競技大会があることによって各国の技術者が腕を磨く機会を得ることができます。これからもさまざまなカテゴリーのロボットが、競技大会をきっかけにさらなるイノベーションを見せてくれることでしょう。そして、そのイノベーションは実証実験を経て、社会実装につながっていくことと考えられます。

■■■ World Robot Summit 2018のロボット競技会

World Robot Summit 2018のロボット競技会では、「サービス」のカテゴリーの中で、パートナーロボットチャレンジという競技会が開催されました。家の中で人と助け合いながら協働するロボットの開発を目的として、「速さ(Speed)、滑らかさ(Smooth/Smart)、安定(Stable)、安全(Safe)」の4Sをテーマに技術を競いました。そこで使われたのがトヨタ自動車社のHSRというロボットです。

競技大会で使われるロボットは標準プラットフォームロボットと呼ばれています。標準プラットフォームロボットを使うことによって、ハードウェアやセンサーの性能を統一した状況下で、ソフトウェアの技術だけでいかに柔軟に生活環境に対応させるかを各チームが競い合います。

競技会の様子はYouTube上の動画で見ることができます。部屋の片づけのタスクを例に挙げ、ロボットが困難を感じるポイントを見ていきます。このタスクでは、部屋の中にぬいぐるみやポストカードなどが散乱している状況で、人に代わって片づけを行うタスクを実施しています。ロボットは部屋に入っていき、散乱したものを見つけ、モノを1つずつつかみ、「ぬいぐるみ」や「ポストカード」といったラベ

ルが張られた所定の棚に片づけるタスクを行っています。

　モノをつかむことがロボットにとって難しいという話はしましたが、棚の所定の位置に置くのもロボットにとっては非常に困難であることが動画から見て取れます。人間であれば、棚にラベルが付いていれば、そこに片づけなければならないことを瞬時に理解しますが、ロボットはそういうわけにはいきません。棚に名前が付いていることを理解し、名前を読み取り、自分がつかんでいるモノとの対応関係を紐付ける必要があります。片づけるという簡単なタスクでさえ、状況に応じてさまざまなソフトウェアの改変が必要になるのです。

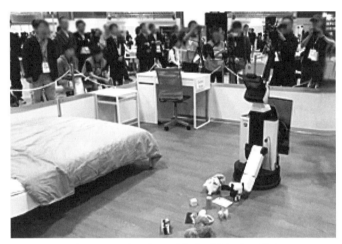

パートナーロボットチャレンジの片づけタスクの様子
出典：NEDO HP「『World Robot Summit 2018』を開催」
URL：https://www.nedo.go.jp/ugoki/ZZ_100775.html

　ASIMOをはじめ、二足歩行ロボットが世の中に登場し、ロボットに対する大きな期待が寄せられています。しかし、社会実装するためには、環境に適応するためのソフトウェア、ハードウェア、センサーなど、さまざまな技術を複合的に改良していく必要があります。今後のさらなるロボットのイノベーションに期待したいところです。

　次章からは、新型コロナウイルスの環境下で活躍するロボットを紹介します。2020年初頭から始まった新型コロナウイルスの拡大ですが、いち早く社会実装のためのロボットの改変を加えた各事業者に敬意を表したいと思います。

第 5 章

新型コロナウイルスと
ロボット（取組事例）

医療機関や軽症者用の宿泊施設で活躍するロボット

━━ 病院に導入が進む問診ロボット

　前章では、ロボットの市場の状況や新型コロナウイルス以前から実装が進んでいるロボットを紹介してきました。新型コロナウイルスの蔓延はこの1年程の出来事なので、これまでに紹介した機能やロボットの形が大きく変化するわけではありません。しかし、新型コロナウイルスをきっかけとして病院へのロボット導入が本格化したように思います。また、新型コロナウイルス保菌者への接触を避けるための自律移動ロボットの必要性が高まっていることも感じられます。そして、これまでのロボットの実装例と大きく異なるのが、テレプレゼンスロボットや消毒ができるロボットの需要が高まっていることです。新型コロナウイルスをきっかけに新しいロボット需要が生み出されていることがうかがえます。

　新型コロナウイルスをきっかけに新たな市場が誕生しているロボットのひとつが問診ロボットです。第2章の新型コロナウイルスに対抗するAIの取組事例で問診AIを紹介しました。それと同じ機能をコミュニケーションロボットに持たせることによって、病院に来院した患者で、新型コロナウイルスの疑いがある患者を別室に移動させるなどの対応を取ることができるようになりました。

　実際にロボットを導入しているのが、岡山県の岡山中央病院や東京都の安部病院などです。シャンティ社が開発したパラメディタピアというロボットが活躍しています。シャンティ社では、手術の説明や検査の説明などを行うコミュニケーションロボットを既にリリースしていましたが、その機能に、病院受付での問診機能を追加しました。岡山中央病院では、病院の入口付近にロボットを設置しています。ロボットは、目の前を通過するすべての患者に話しかけ、手指消毒を促すメッセージを発信します。また、発熱や咳・息切れ、倦怠感がないかどうかを患者に確認し、それらの症状がある場合には、待機場所に患者を待機させる誘導を行い、スタッフにアラートを送信しています。

　高度な問診機能を搭載しているわけではなく、初期的なスクリーニング用途に限定していることから、患者にとっても医療従事者にとっても負担の少ないロボットであると考えられます。入口で全員にヒアリングを実施するため、患者にとっては

安心感につながります。また、音声による案内と入力が行えることで、高齢者や子どもなど幅広い年齢層が利用できる点も大きなメリットのひとつと考えられます。

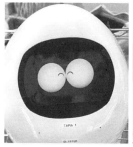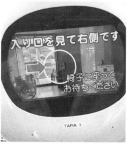

シャンティ社の「パラメディタピア」

━━━ テレプレゼンスロボットが院内で活躍

　病院内でテレプレゼンスロボットが活用される動きが広まってきています。新型コロナウイルスの感染者がいる病室と一般病棟との間のコミュニケーションにテレプレゼンスロボットを用いることによって業務効率の改善を図ることができます。また、防護服など必要な備品の数も減らすことができるため、備品不足に対抗する手段としても期待できます。

　テレプレゼンスロボットの導入を進めている病院のひとつに聖マリアンナ医科大学病院があります。同病院で導入しているロボットは、ISO総合研究所社から発売されていたオムニロボというテレプレゼンスロボットです。開発元は、アメリカのオムニラボズ社です。第4章で述べた通り、移動型のテレプレゼンスロボットは自律して遠隔で操縦することができます。テレビ会議システムを用いると、看護師など現場にいる人が持ち運び会話する必要がありますが、ロボットにテレビ会議システムを設置することによって、介助者の必要がなくなります。ISO総合研究所社は、新型コロナウイルスから病院を救うため、オムニロボの無償提供を積極的に実施してい

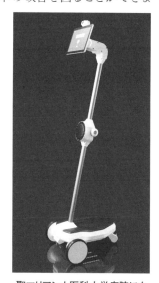

聖マリアンナ医科大学病院にも
導入されているオムニロボ
出典：OHMNILABS HP
URL：https://ohmnilabs.com/
products/ohmnirobot/

ました。

　残念ながら、ISO総合研究所社はオムニロボの販売を2020年5月末で打ち切りました。ロボットのメンテナンスに多くの工数がかかり、採算が取れなくなったからです。ここにロボット導入の難しさを見ることができます。世の中にはたくさんの良質なロボットがあります。しかし、ロボットは当然故障します。また、ソフトウェアのアップデートは定期的に行わなければなりません。ロボットを受け入れる側にもロボットを販売する側にも大きな負担がかかることになります。その費用に見合う効果を得られなければロボット導入は難しいといえます。

　アメリカでは、インタッチテクノロジーズ社がテレプレゼンスロボットの開発と販売を手掛けています。同社は2019年の遠隔医療を提供するためのバーチャルケアのプラットフォームとして第1位の認定を受けています。アメリカは国土が広いため、脳卒中などの急性の患者を大病院に運び込む時間的余裕がない場合があります。そのようなときに、近くの中規模病院に患者を運び込み、大規模病院の医師から遠隔で指示を受けて処置を行うなどといった場面で利用されています。同社のテレプレゼンスロボットも、今回の新型コロナウイルスをきっかけにアメリカでの導入が進んでいることが報道されています。

　また、テレプレゼンスロボットの他に、海外では、看護師を代替するロボットが稼働しています。患者数の多いイタリア北部のヴァレーゼにある病院で、6台の看護ロボットが3月下旬から稼働を開始しています。カメラ越しに医師や看護師が患者の容体を確認できることに加え、患者からメッセージを預かることや、バイタルデータを読み取るなどの業務を行い、医師に結果を報告することができます。

■■ PCR検査を代替するロボット

　新型コロナウイルスによる肺炎の診断にはPCR検査が用いられています。PCR検査は痰を採取することによって検体を採取することができますが、痰が絡んでいない軽症の患者などは、鼻から綿棒を挿入することで、粘液や細胞を採取して検査しています。このときに採取する粘液や細胞には新型コロナウイルスが付着していることになります。医療従事者にとっては、検査の際にウイルス飛散のリスクを負うことになります。

　そこで、神戸市とメディカロイド社が共同でPCR検査を行うためのロボットの開発に着手しました。メディカロイド社は、医療機器メーカーであるシスメックス社とロボットメーカーである川崎重工業社の合弁会社として2013年に設立された会社

です。世界に誇る産業用ロボットを生産する川崎重工業社のロボットのノウハウとシスメックス社の医療の知見を活かすことによって、医療用ロボットの開発を進めています。

　今回開発に着手したロボットは、医師が遠隔で操作し、患者の鼻から検体を採取することができるロボットです。そして、採取した検体を検査装置に投入する作業も自動化できるよう開発を進めています。アームの精密な動きなどは川崎重工業社のノウハウが活かされているものと考えられます。

　さらに、同社では、PCR検査の全自動ロボットを開発しました。これまで唾液を用いたPCR検査には多くの人手が必要とされ、時間がかかっていました。しかし、全自動化することによって、検査時間を大幅に短縮できることが見込まれます。オリンピックで海外選手などを招くため、空港などへのサービス展開を見据え開発が行われました。

　医療用で用いるロボットは、多くのリスクをあらかじめ想定して開発を進める必要があります。そのため、開発には多くの技術者の知恵と経験が必要とされます。このような新しい取組みが、ロボット産業のさらなる伸展に資するものとなるでしょう。

━━ 消毒用ロボットも活躍が期待される

　既存のロボットに改変を加えることで消毒液を散布する機能を搭載したロボットが各所で用いられようとしています。　パナソニック社のHOSPIが除菌剤の噴霧機能を搭載し、実証実験に取り組むことが報道されています。既に世界各国では、除菌機能を持つさまざまなロボットが実際に医療現場で活躍しています。

　たとえば、デンマークのUVDロボッツ社からは、紫外線を用いることでウイルスを除菌するロボットが開発・販売されています。このロボットは、センサーを用いることで、自動的に院内のマップを生成します。そして、除菌してはならない場所をあらかじめ指定すると、その場所を避け、自動的に院内を除菌して回ることができます。中国の武漢の

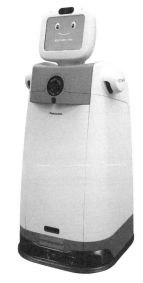

パナソニック社の「HOSPI」

病院では、同社のロボットを2,000台購入したことが報じられています。また、アメリカのゼネックス　ディスインフェクション　サービス社も、同様に光を利用した除菌ロボットを開発しています。同社のロボットではゼノンランプを用いており、紫外線より強い殺菌効果が期待できます。

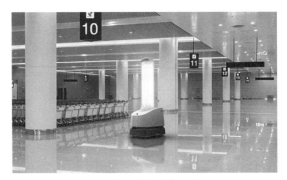

UVDロボッツ社の除菌ロボット
出典：UVDロボッツ社HP
URL：https://www.uvd-robots.com/blog/a-quantum-leap-for-disinfection-robots-globally

　日本では、日本大学医学部附属板橋病院で、ロボットによる殺菌消毒の実証実験が行われました。深紫外線という光を用い、実際に殺菌効果が確認でき、新型コロナウイルスの不活性化が証明されたことが発表されています。その実証実験では、2013年創業のファームロイド社が開発したロボットが用いられています。同社はバイオエンジニアリングに強みを持ち、微生物の研究やウイルス除菌の研究、農業栽培技術の研究など、医療にとどまらず多岐にわたる事業を行っています。関連会社の銀座農園社が持つ農業ロボットの技術をあわせ、新型コロナウイルス対策ロボットを開発しました。
　このように新型コロナウイルスに対抗するため、医療業界だけではなく、さまざまな強みを持つ企業が参入し、互いの強みを補い合いながら開発を進めていることもこの実証実験からうかがえます。医療機関での実証実験で得た知見は、街中や商業施設などでの応用も期待できるのではないでしょうか。

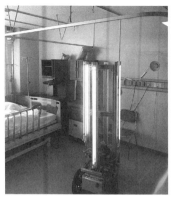
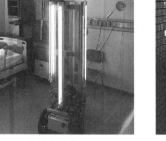

病室を殺菌　　　　　　　　　PCR検査センターを殺菌
ファームロイド社の深紫外線による殺菌ロボット

　ここまでは、消毒用ロボットをトータルで開発している企業を紹介してきました。一方、消毒用ロボットに必要な技術の提供を行っている会社もあります。そのひとつがオムロン社です。同社では、消毒用ロボットを動かすための足となるモバイルロボットを開発しています。消毒用の紫外線の照射部位を他社が開発し、自律走行のための要素となるロボットをオムロン社が提供しています。このモバイルロボットは、障害物を避けながら自律的に走行することができるため、除菌ロボットを開発している世界各地のパートナー企業のもとで活躍しています。2020年6月のプレスリリースで既に10カ国以上で活躍していることが報告されています。このように、ロボットに必要な要素技術という観点からも、日本の技術が世界中で活用され、新型コロナウイルスの感染拡大の抑止に役立てられています。

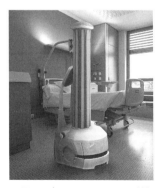
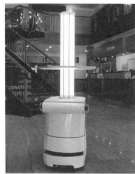
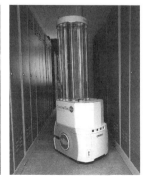

フランス（Meanwhile SAS社）　カナダ（Sir Steward社）　ポーランド（Control Tec社）
オムロン社のモバイルロボットが活躍しているUVC光照射器ロボット

軽症者用の宿泊施設では掃除ロボットが活躍

医療崩壊を防ぐため、日本では新型コロナウイルスの保菌者で、軽症者または無症状の人には、ホテルや療養施設などの宿泊施設を用意しています。軽症者といってもウイルスの保菌者であるため、接触する場合にはウイルス対策が必要になります。医療関係者に加え、自治体職員も職務にあたっており、各自治体からロボットの必要性が訴えられているところです。

そのような状況において、東京都では、2020年5月から、**宿泊施設の入口でお出迎えを行うロボット**と、**施設の掃除を行うロボット**をそれぞれ導入しました。まず、墨田区と八王子市にある2つの施設から先行して試行導入することが発表されています。お出迎えロボットは、ソフトバンクロボティクス社のPepperが利用され、清掃ロボットは同じくソフトバンクロボティクス社のWhiz（ウィズ）が利用されています。Whizは自律移動することができ、人の手を借りずに軽症者用ホテルの清掃業務を行うことができます。立ち入りが制限されるレッドゾーンと呼ばれるエリアにも入って作業を行うことができ、軽症者のホテルでの生活の快適性を保っています。

Whizは、除菌機能を搭載したソリューションが2020年6月中旬に提供されています。提供開始に先立ち、ソフトバンクロボティクス社では、除菌効果の実証実験を行いました。同実験では、床面、ドアノブ、壁に付着した新型コロナウイルスがWhizによる清掃前後で検出量に差があったかどうかを検証しています。その結果、床面はすべてのウイルスを取りきれませんでしたが、大幅にウイルス量を減少できたことが示されました。さらに薬剤消毒した結果、すべてのウイルスを取りきれたことが証明されています。

清掃を行うだけではなく除菌も行うことができる同ロボットは、さまざまなシーンで利用されることが期待できます。

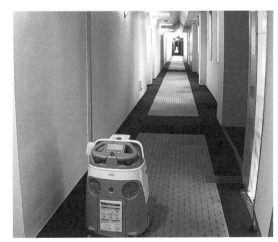

「Whiz」による床面清掃

■■■ さまざまな種類の搬送用ロボットや分身ロボットも活躍

　軽症者用の宿泊施設では日々の弁当やごみの搬入搬出にもロボットを導入する取組みが進められています。

　大分県別府市に杜の湯リゾートという軽症者用の宿泊施設があります。同施設では、2020年5月にドーグ社が開発したサウザーというロボットによる運搬の実証実験を行いました。ロボットの販売会社であるシーアイロボティクス社が、ロボットを動かすために用いるアプリ開発と、導入のためのロボットのカスタマイズを実施しています。ロボットによる運搬は5月20日からしばらくの間運用され、現在はタブレットを用いた遠隔操作による移動を実現しています。

　また、ZMP社のCarriRo ADという物流支援ロボットも、宿泊施設導入のための検証を進めていることが発表されています。走行通路にランドマークと呼ばれるシールを張ることで自律移動を実現し、エレベーターへの乗り込みも行うことができ、垂直移動による運搬も想定されています。

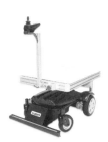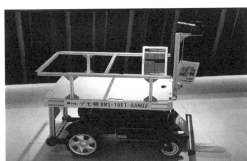

大分県で利用されている運搬ロボット

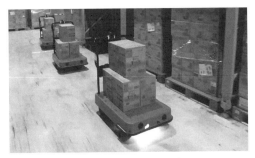

ZMP社の「CarriRo AD」
出典：ZMP社HP
URL：https://www.zmp.co.jp/acr/carriro-pickup

東京都の2018年創業のスタートアップ企業であるキュービットロボティクス社からは、中国のキーン・オン・ロボット社の自動搬送ロボットの代理店販売が2020年5月から始まっています。

物資の運搬に多くのロボットが活用され、多くのロボットメーカーが競争している様子がうかがえます。

コミュニケーションロボットとしては、先ほどPepperの名前を挙げました。他にも、遠隔地の人とのコミュニケーションを介在する分身ロボットとして、オリィ研究所社のOriHimeが神奈川県にある2カ所の軽症者用の宿泊施設で運用が開始されています。宿泊施設の入居者と外部との連絡手段に遠隔操作が可能なロボットを導入することで、保菌者とスタッフとの接触回数の削減に役立っています。

コミュニケーションロボットの「OriHime」
出典：オリィ研究所社HP
https://orihime.orylab.com/

同社の分身ロボットは、ALSという手足の動かない患者であっても視線によって遠隔操作ができるロボットとして有名です。2018年には実際にALSの患者が遠隔地から、同社の開発するOriHime-Dというロボットを操作し、カフェで接客を行ったことが大きな話題を呼びました。

OriHimeは、新型コロナウイルスに感染し、不安を抱える入居者の心のケアの観点からも有用とされています。今後、ロボットと人との共存を考える上では人に寄り添うロボットという観点は非常に大切になると考えられます。新型コロナウイルスをきっかけに普及が進んでほしいロボットのひとつです。

■■■ 軽症者用の宿泊施設で利用できる多数のロボットを実証

第4章で、東京都の事業であるTokyo Robot Collectionの2019年度の取組みについていくつか紹介しました。2020年度もTokyo Robot Collectionの事業は行われており、その中のひとつとして、「宿泊療養施設等の感染症対策に向けた実証」と題する実験が実施されています。新型コロナウイルスの軽症者用の宿泊施設を想定して、都内のビジネスホテルで2020年8月に行われた実証には、9種類のロボットが参加しました。軽症者用の宿泊施設における対応スタッフや宿泊療養者の負

担を軽減できるよう、配送や警備、清掃などの業務を代替するロボット実証が行われています。

　清掃業務を代替するロボットとしては、サイバーダイン社とフィグラ社のロボットが参加しました。薬剤の散布や紫外線照射なども行える機能を搭載し、清掃だけでなく、ウイルスの殺菌も同時に行えるような改良を付け加えています。

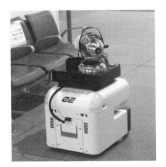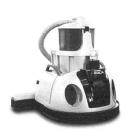

サイバーダイン社の「MB-CL02」（左）とフィグラ社の「エフロボ・クリーン」（右）

　THK 社からは、検温ロボットと自動搬送ロボットが実証に参加しました。検温ロボットは、サーモグラフィカメラで発熱者の検知を行いました。自動搬送ロボットは、シャープマーケティングジャパン社も実証に参加しています。

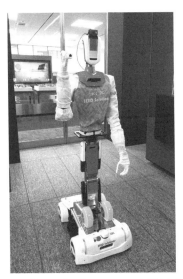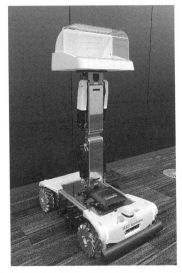

THK 社の検温ロボット「SEED-Noid」（左）と自動搬送ロボット「Lifter 付き SEED-Mover」（右）

さらに、コミュニケーションロボットも活用されました。第4章で登場したシャープ社のロボット型携帯電話や富士ソフト社のコミュニケーションロボットのPALROが実証に活用されました。両社のロボットは、宿泊者とスタッフ間のコミュニケーションへの活用が期待できます。

　このように、東京都では、多くのロボットを一度に実証することによって、軽症者用の宿泊施設での早期のロボットの導入に向け、さまざまな取組みを行っていることがわかります。

街中や商業施設で
活躍するロボット

━━━ 警備ロボットは機能追加して活躍

　ここまで、医療機関や軽症者用の宿泊施設など、新型コロナウイルス感染者のいる施設におけるロボットの活用事例を紹介してきました。そこでは、患者へのケアはいうまでもなく、医療従事者や自治体職員への二次感染を防止する観点からも積極的にロボットの導入が進められていました。

　医療施設で活躍するロボットは、どちらかというと従来の機能をそのまま施設に適用させることでスムーズな実装ができました。また、特定の施設で医療従事者や患者といった限定的な関係者だけが利用するロボットのため、ロボットとの衝突などのリスクもあまり多くありませんでした。

　しかし、街中や商業施設で活躍するロボットの場合は、導入は簡単ではありません。第3章でも紹介しましたが、体温のチェックや3密を避けるための行動など、これまで必要とされなかった機能が、新型コロナウイルスの予防という観点で必要とされているのです。そのため、ロボットの従来の機能に新たな機能を追加する必要がある場合もあります。また、多くの人通りがあるため、その分衝突などのリスクを考慮しなければなりません。

　街中や商業施設でのロボットの導入にはこのような苦労はありますが、多くの企業が開発に取り組んでおり、実証実験に向けて準備を進めています。

　日本の街中でもZMP社のロボットが活躍しています。同社の警備ロボットPATOROは、自律移動の機能に加え、カメラによる映像監視や記録、騒音や異常音の検知、警告、火災検知などの機能を持つロボットとして2020年5月から提供が開始されています。そして、新型コロナウイルスを機に、消毒液噴霧の機能も追加されました。6月12日には、東京メトロの有楽町線の月島駅で、いち早くPATOROによる消毒液噴霧の実証実験が行われています。この実験では、消毒する対象のもとに自動的にPATOROが動いていき、消毒液を散布することができました。一方で、消毒対象物の高さに自動で対応できなかったり、向きが変えられないことにより、効果的に消毒できないといった課題が見えました。同社のロボットは、JR東日本の高輪ゲートウェイ駅でも7月に実証が行われ、さまざまに活躍の場所を広げています。

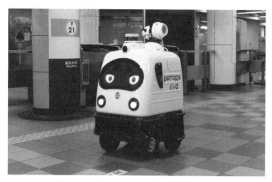

「PATORO」による月島駅の消毒の様子

　このように、警備ロボットに新機能を追加したことで、ウイルスの消毒ができるようになったことは、ロボットの社会実装の実現に向けた大きな一歩になりました。一方、さまざまな施設に対応するためには、その施設で求められる機能を加えていかなければなりません。ZMP社が先陣を切って実証実験を行ったことによって、後発のメーカーも同社の取組みから学べることは大いにあると考えられます。

　2018年創業のミラロボティクス社も警備ロボットの開発にあたっている企業のひとつです。同社の開発するアバターロボットugoは自律移動と遠隔操作両方の機能を備え、警備業務を代替するロボットとして開発されました。2020年5月には、新たにugoの両腕に、紫外線による除菌機能を搭載しました。遠隔操作が可能なことから、日常の警備業務の傍らで紫外線除菌機能を持ったロボットハンドを扱い、ドアノブや手すり、エレベーターのボタンなどの除菌が行えます。

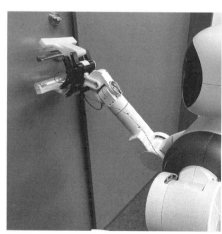
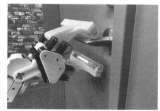
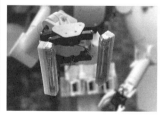

「ugo」による紫外線消毒の様子

■■■ 検温のためのロボットも活躍

　ここまで消毒機能を備えた警備ロボットを紹介してきました。消毒機能を有した警備ロボットは、東京メトロなどで実装に近いところまできているように感じられます。

　消毒機能以外にも新型コロナウイルス対策機能を搭載したロボットが活躍しています。そのひとつの機能が検温機能です。新型コロナウイルスの影響で、各施設で37.5℃以上の発熱者には来場を辞退する旨が告知されています。また、セミナーやイベント会場では、非接触の体温計を用いた体温測定も行われています。そのような状況において、体温の測定機能を搭載したロボットによるスクリーニングを行うのも自然な流れではないでしょうか。

　検温機能を有するロボット開発を行った企業として川崎重工業社が挙げられます。前述の通り、同社の有する産業用ロボットの双腕ロボット技術は、PCR検査用のロボットとして活用されていました。同社では、そのロボット技術を活用し、検温用ロボットを開発し、神戸海洋博物館やカワサキワールドで運用しています。

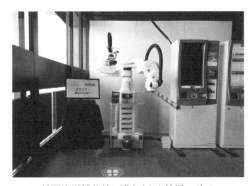

神戸海洋博物館に導入された検温ロボット

　ロボットの右手には非接触の温度センサーが握られ、左手には遮断機の役割をするバーが握られています。来客者は、温度測定の開始の合図を行い、額をロボットの右手にある温度センサーに近づけます。すると、自動的に体温測定が始まり、体温が基準値以下であれば、左手のバーが横にスライドし、入館することができるようになっています。駐車場や高速道路のETCのゲートのような運用です。シンプルなシステムにもかかわらず、本格的な双腕ロボットを導入するあたりは博物館という特性もあるのでしょう。非常にユニークな取組みです。

　海外でも検温ロボットの利用が商業施設などで実施されています。日本のメーカーで取り上げられているのはやはりオムロン社です。同社の韓国法人の韓国オムロン制御機器社がSKテレコム社と、5Gにも対応したロボットを共同開発したことが発表されています。このロボットは体温の測定に加え、手指消毒やマスク着用の有無を確認できるなどさまざまな機能が搭載され、韓国オムロン制御機器社

とSKテレコム社の両社のビルに先行導入されました。

　また中国では、前述の5Gを利用した警備ロボットが検温機能を搭載し、街中を
パトロールしています。赤外線を使うことで、半径5m以内であれば、同時に10人
の体温を測定することができます。また、マスク着用の有無も判別することができ
ます。既に中国の街中で稼働しているロボットのため、実装にかかる労力もなく、
新型コロナウイルスの感染拡大に絶大なる抑止効果が期待できます。中国だから
こそできるスピード感です。新型コロナウイルスの拡大に乗じて、世界における中
国の5Gとサービスロボット分野のプレゼンス向上がこれによって進むのではな
いでしょうか。

　アメリカでも、多くの事例があります。たとえば、2013年創業のプロモボット社の
ロボットなどが検温ロボットとして活躍しています。

■■■ 搬送用ロボットの日本における街中での適用はこれから

　搬送用ロボットについては、2019年にZMP社が日本郵便社とともに実証実験を
行ったことは既に述べた通りです。日本では法律による規制があるため、公道で
搬送用ロボットを走らせるのは難しいのが実情です。しかし、新型コロナウイルス
による社会変化をきっかけとして、海外では既に公道での搬送用ロボットの実装も
加速している状況にあります。日本でも、今後、法整備に関する議論が活発化して
いくでしょう。

　新型コロナウイルスを機に日本での搬送用ロボットの実装を狙っている企業とし
ては、やはりZMP社が筆頭に挙げられます。2019年の実証実験に続き、マンショ
ン群における配送ロボットの自動運行の実証実験を行う方針を打ち出していま
す。宅配ボックスは徐々に浸透してきましたが、同社のロボットは動く宅配ボックス
というイメージです。私有地内にコンビニなどがあるマンション群を想定し、コン
ビニで注文を受けたら、搬送用ロボットがマンションの棟から棟へと商品を運搬
するようなモデルでの実装を検討しています。公道ではないことから、法律による
規制を受けないため、興味を持つマンション自治体があれば実装が進むのではな
いかと考えられます。

　屋内でのデリバリーロボットでは、中国のキーン・オン・ロボット社が有名です。
日本からは代理店として、日本システムプロジェクト社が販売を担っています。こ
のロボットは、天井に目印を張ることで自動走行ができます。熊本県のくまもと森
都心プラザ図書館で、2020年6月から2カ月間、導入の実証実験が行われました。

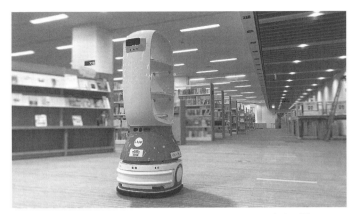

くまもと森都心プラザ図書館でのフロアーロボットの実証実験の様子

アメリカでは、スターシップテクノロジーズ社が無人の配送サービスを手掛けています。新型コロナウイルス以前にも大学キャンパス内での配送を主なフィールドとして活用されていました。2019年8月には10万回の配送を達成し、非常に勢いがある企業です。そして、新型コロナウイルスによる外出規制の影響で、大学外への配送にも積極的に活用されるようになりました。時速6km程度の早歩きぐらいのスピードで歩道を走り、ピザなどの商品を届けます。

人との接触を避ける昨今の情勢によって、搬送用のロボットを街中で見かける機会が増えるかもしれません。日本での活躍が待ち遠しいです。

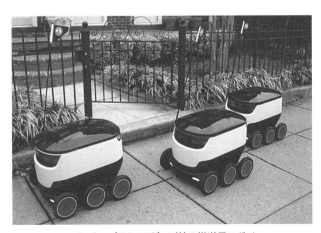

スターシップテクノロジーズ社の搬送用ロボット

━━ テレプレゼンスロボットは商業施設などでも導入が進む

　病院施設でテレプレゼンスロボットが活躍していることは前節で紹介しました。新型コロナウイルスをきっかけにリモートワークや接触を避ける動きが拡大してきたため、商業施設でもテレプレゼンスロボットを導入する取組みが始まっています。

　いち早く導入の動きがあったのが、アキュラホーム社です。同社は、全国17カ所の住宅展示場で、2020年4月からテレプレゼンスロボットを導入しました。ロボットによって、非接触でモデルハウスの営業を実施しています。

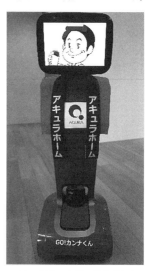

　介護施設と障がい者福祉施設でのテレプレゼンスロボットの実証実験も行われています。一部の介護施設では、新型コロナウイルスによる集団感染が起こっています。介護施設では、高齢者や持病を抱えた人も多くいるため、新型コロナウイルスの感染は大きな事業リスクとなります。そのため、多くの施設で面会を制限している状況にあります。そこで、テレプレゼンスロボットを導入することで、入居者と家族との間でリアルなコミュニケーションを実現しています。

**アキュラホーム社に導入された
テレプレゼンスロボット**

　その実証実験が2020年6月から1カ月程度にわたり行われたのが、神奈川県横須賀市の特別養護老人ホームと南足柄市の障がい者福祉施設です。そこで実証実験に使われたロボットがアバターイン社のnewme（ニューミー）というテレプレゼンスロボットです。アバターイン社はANAホールディングス社発のスタートアップ企業で2020年に設立されました。

　newmeはゴールデンウィーク期間中、大分県の商店街にも導入されました。新型コロナウイルスによって観光客が減る中で、newmeを通じて多くの人が訪れ、新たなコミュニケーションが生まれたようです。また、海外からの訪問も多く、新型コロナウイルスの終息後に旅行するきっかけ作りとしても役立ったようです。その他にも、2020年3月に、ビジネス・ブレークスルー大学大学院の卒業式に登場しました。学生がnewmeを通じて卒業式に出席し、学長から卒業証書を授与されました。

　新型コロナウイルスによって、対面での接触が難しくなりました。しかしながら、単なるテレビ会議ではなく、こうしたロボットを導入することで、遠隔からの操作

が可能になります。リアルな場所とロボットが融合することによる新しいコミュニケーションのスタイルもできつつあるのではないでしょうか。

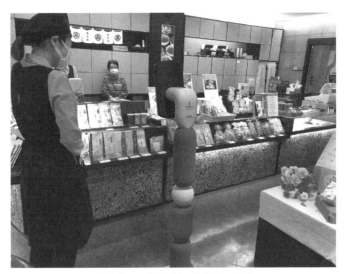

大分市での遠隔お買い物体験の様子
出典：「【avatarin-store】大分市府内5番街商店街での遠隔お買い物体験レポート」
URL：https://avatarin.com/report/1811/

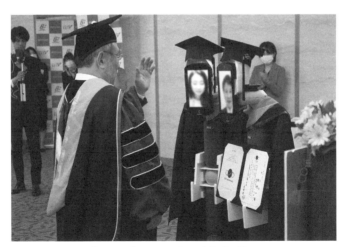

「newme」によるアバター卒業式の様子

■■■ パーソナルモビリティを支援するロボットも注目を集める

　新型コロナウイルスの感染予防のため、通勤電車を避け、別の移動手段で移動する動きが広がっています。その動きに合わせるように電動キックボードが注目を集めています。けれども、電動キックボードは自律移動ロボットと同じように法律による規制によって、なかなか日本では普及していないのが実情です。電動キックボードは、現行法では原付き自転車として扱われるため、ウインカーなどを装着した上で、免許証を携帯して乗る必要があります。手軽さが売りであるはずの電動キックボードが、現状ではそのメリットをあまり享受できないようになっています。

　一方、電動キックボードの普及に向けては、実証実験が昨今頻繁に行われるようになりました。2019年にはアメリカのバード・ライズ社とニュートロン・ホールディングス社の2社が福岡県の貝塚公園で実証実験を行いました。また、日本のループ社も横浜国立大学で実証実験を行っています。そのような流れの中で、新型コロナウイルスによる移動の代替手段のひとつとして、電動キックボードが実装に向けた議論がされるようになりました。2020年10月には福岡で公道走行の実証実験が行われました。

　また、パーソナルモビリティを支援するロボットとしては、前述のウィル社から販売されている電動車椅子が羽田空港で導入されました。これまで車椅子による旅客の移動を行っていましたが、車椅子ではスタッフと旅客の距離を十分に取ることが難しかったため、自律移動ができる電動車椅子の導入を決定したようです。

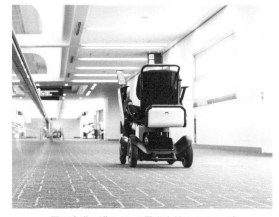

羽田空港に導入された電動車椅子のイメージ

　新型コロナウイルスをきっかけとして、モビリティのあり方も今後議論されることでしょう。これまでとは異なる移動手段や、異なる移動の考え方も出てくるのではないでしょうか。

その他にもさまざまな
ロボットが活躍中

━━ ステイホームで動物園や水族館に旅をする体験

　これまで街中や病院で活躍するロボットの中から主要なものを紹介してきました。これ以外にもさまざまなロボットが市場に登場してきています。

　ユニークな取組みのひとつが、動物園や水族館をバーチャル見学できる取組みです。先ほど、オリィ研究所社の取組みで、ALSの患者が視線によってカフェで接客したと述べました。以前からALSの患者や寝たきりの人であっても、バーチャルの技術を使えばロボットを使って動物園や水族館などの見学はできたはずです。しかし、実際には、新型コロナウイルス以前にはバーチャルの技術を使って動物園の見学などを行う取組みはほとんどありませんでした。VRによって疑似的に体験するソリューションはありましたが、それも録画の映像を3Dで見られることにとどまることが多く、リアルタイムかつ自分の意思で動き回るソリューションはなかったのではないでしょうか。動物園や水族館をバーチャル見学できるのは新しい潮流であるとともに、ハンディキャップを持っている人たちに大いなる可能性を広げるものと考えられます。

　ロボットによる動物園のオンライン配信の取組みを実施したのが千葉市動物公園です。ZMP社のRakuRoという一人乗りの自動運転ロボットを遠隔操縦し、リアルタイムに動物園の映像を取得する取組みを2020年5月に実施しました。自動運転ロボットを操縦できるのは1分間に1人だけで、早押しボタンによって1人を選抜する方法で配信を実施しました。この配信によって新しい動物園の楽しみ方を提供しています。今後も新しい動物ガイドスタイルの実現に向け、この取組みを継続していくことが発表されています。

　水族館の見学を行ったのが、沖縄美ら海水族館です。2020年3月に休校中の沖縄県那覇市の小学生のために、アバターイン社のnewmeを利用し、遠隔水族館見学を実施しました。また、newmeはクオール薬局にも導入されています。クオール薬局の恵比寿店から香川県高松市にある新屋島水族館をつなぎ、薬局で薬の準備の待ち時間に香川県の水族館を見学することができるようになっています。

　先ほどはハンディキャップの話をしました。しかし、薬局での待ち時間などに東

京都から香川県にアクセスすることができるなど、これまであり得なかった疑似的な旅の体験が気軽にできることは、大きな社会および人々の価値観の変化につながるかもしれません。

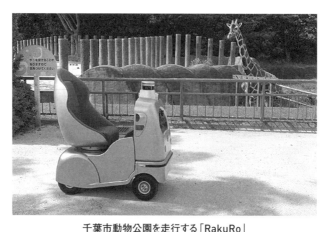

千葉市動物公園を走行する「RakuRo」
出典：ZMP社HP
URL：https://www.zmp.co.jp/event/online-chiba-zoo

自動調理器も今後実装が進む可能性も

第4章で、ロボットによるたこ焼き作りに関する取組みを紹介しました。コロナ禍においては、人手を介する必要がない調理ロボットの需要も増えていくのでしょうか。

実際に、新型コロナウイルスをきっかけに導入されたロボットがあります。それは、外食チェーンのやよい軒で導入された、ごはんの自動おかわりロボットです。やよい軒に行ったことがある人なら知っていると思いますが、やよい軒では、ごはんのおかわりの際、セルフサービスでお釜からごはんをよそうことができました。しかし、感染症対策か

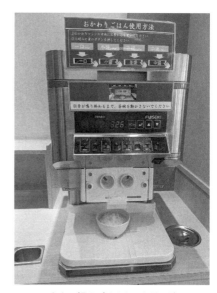

やよい軒のごはんおかわりロボ

ら、おかわりを従業員に頼むオペレーションに変更になり、従業員の負担が増え
てきていました。そこで、導入されたのがロボットです。これまでのセルフサービ
スという形態を維持したまま非接触で感染症対策にもなる一石二鳥の取組みとし
て期待されています。

　やよい軒で導入されたロボットは不二精機社のものです。以前から弁当やどん
ぶりの盛り付けロボットとして主にバックヤードで活躍していたロボットが、今回
の新型コロナウイルスをきっかけに私たちの前に登場しました。このような社会
の流れの中で活躍する機会が増えるかもしれません。

　たこ焼き調理ロボットを開発するコネクテッドロボティクス社の調理ロボットも活
躍しています。2020年の3月から4月の間、JR東日本の東小金井駅でそばのゆで
やしめなどを行うロボットの実証実験が行われました。もともと新型コロナウイル
スとは関係なく、2019年から計画されていたものですが、人手の削減と接触の回
避に貢献したのではないでしょうか。

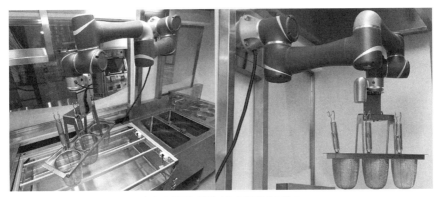

東小金井駅に導入された駅そばロボット

■■■ 不安な生活を送る人のためのセラピーロボットも活躍

　第2章ではAIによって心のケアを実施する取組みを紹介しました。AIは会話
をするなど限定的な利用しかありませんでしたが、ロボットは実際に触れること
ができるため、AIと比べて高い癒やしの効果が期待できます。AIとともに、セラ
ピーを目的とするロボットの需要も高まっています。

　高齢者の心のケアのために2020年5月から販売開始されたのが、パートナーズ
社のおしゃべりけんちゃんです。本物の6歳の子どもの声を利用し、音声認識技

術を搭載し、おしゃべりをするぬいぐるみとして愛用されています。同社は2004年からおしゃべりをするぬいぐるみを販売しており、けんちゃんは5代目に当たります。かわいらしい見た目と声で多くの高齢者の心に寄り添う人形として活躍しています。

　小学生の心のケアを行うロボットもあります。小学生も、2020年3月以降、これまでに経験したことのない長期休暇を過ごし、生活環境が変わることで、多くのストレスにさらされています。休校明けに小学生の自殺リスクが高まることもメディアで取り上げられています。そうしたことを防ぐために休校明けに小学校に導入されたロボットが、2015年に創業したグルーブエックス社のロボットLOVOT（らぼっと）です。東京都内の小学校で6月から10月まで活躍するそうです。小学校で導入するメリットは、小学生の心のケアはもちろんのこと、その動作原理に関する勉強を行うことができ、子どもの好奇心を広げることにも使えます。

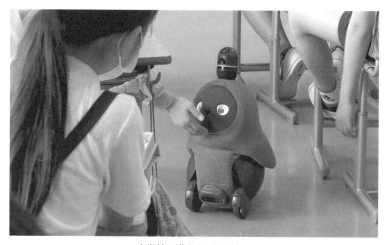

小学校に導入されたロボット

■■■ ドローンを使った新たなソリューションの可能性

　ここまで日本の事例を数多く紹介してきました。日本はロボット大国としてこれまで多くのロボットを手掛けてきました。また、直立二足歩行のロボットとしても世界に先駆けて開発してきました。これまで見てきた例でもわかる通り、さまざまな種類のロボットが手掛けられ、実装されてきています。

　一方、海外に目を向けてみると、日本では活躍していないロボットを見かける

ことがあります。セグウェイや電動キックボードといったモビリティ分野のロボットもそのひとつです。また、自律移動搬送ロボットは、日本で実証実験を行っている間に、アメリカでは公道での実装が実現し、失敗を繰り返しながらシステムが発達しています。

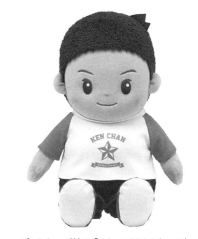

パートナーズ社の「おしゃべりけんちゃん」
出典：パートナーズショップHP
URL：https://www.partners-shop.com/view/
item/000000000061?category_page_id=ct6

ここで紹介するドローンもそのひとつかもしれません。日本では、ドローンによる物流については、実証実験が盛んに行われている状況です。ドローンの用途で普段意識されるのは空撮映像ぐらいでしょうか。一方、海外では、既にドローンの物流は実装段階にシフトしています。アメリカでは、2019年にウイングアビエーション社がドローンを使った医薬品の輸送サービスを開始しています。また、同社は2019年にはオーストラリアやフィンランドでのドローンによる配送サービスの提供を行っており、実装が進んでいることがわかります。

そのような状況にある海外では、今回の新型コロナウイルスに対してもドローンを有効活用し、ウイルスの拡散を防ぐ取組みが行われています。日本にとっては少し未来の姿をうかがい知ることができる取組みが多くあります。

ドローンを用いた例として真っ先に挙げられるのがやはり配送用途です。新型コロナウイルスによって街のロックダウンが行われている国もあり、医療物資の輸送をドローンに代替させる取組みが進んでいます。中国では、日本のテラドローン社のグループ企業であるアントワーク社が活躍しています。同社では既に2017年頃からドローンを用いて都市部での飲食物の配送の実証を実施していました。その取組みを続けるう

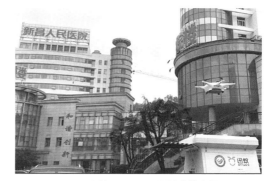

アントワーク社のドローンが医療物資を運ぶ

ち、都市部においてドローンの発着場の整備が進みました。2019年には正式に中国国内での都市型の配送許可が下り、ドローンによる配送を実装させています。都市型の配送許可は世界初です。今回の医療物資の配送も同社がこれまで整備してきた無人ステーションとドローンによって実現しています。

　アメリカでは、既に許可を得ているウイングアビエーション社のドローンが、医療物資の輸送やアメリカの子どもたちへの図書館の本の配達などに活用されています。アフリカでも新型コロナウイルスの検査サンプルやマスクなど医療用品の運搬にドローンが活用されています。アフリカで活躍するドローンは、アメリカのジップライン・インターナショナル社のドローンです。医療用途でのドローン利用は同社が世界初の取組みとして開始し、既にルワンダなどで血液サンプルの輸送を過去4年ほど行っています。これまでに蓄積した知見を活かし、今回の新型コロナウイルスの危機の状況においてもアフリカの医療を救っているのです。

　警備やソーシャルディスタンスの監視という用途でもドローンが活用されている国があります。テラドローン社のグループ企業であり、カザフスタンにあるKazUAV社のドローンが実際に警備業務に利用されています。新型コロナウイルスによって封鎖されているカザフスタンの首都の境域を、ドローンで警備したことが報告されています。また、アメリカでは、カナダのドラガンフライ社のドローンが警備業務を担っています。同社のドローンには、新型コロナウイルスの罹患の症状を見分けるセンサーやソーシャルディスタンスが守られているかを監視する機能が搭載され、感染拡大を抑止しています。また、フランスでは、移動を制限するようドローンから案内放送を流す取組みも実施しています。

　消毒液の噴霧の取組みも各国で行われています。中国では、JD社のドローンが実際に、街中で消毒液を噴霧しながら飛行したと報道されています。

　このように、これまでロボットを使って実施していた業務と同じ業務がドローンを使って世界各国では行われているのです。新型コロナウイルスをきっかけとして、最新技術の社会実装も急速に進んでいっています。

━━ ロボット犬がさまざまな用途に展開されている

　最後に、ロボット犬のSpotの話題にも少し触れておきます。Spotは、2019年9月にボストンダイナミクス社から販売されたロボットです。犬をモデルに作られており、コントローラの入力を受けて四足歩行で歩き回ります。同社から、たとえばドアを開けたり階段を上ったり、多くのインパクトのある動画が発信され大きな話

題となっています。4本足で歩くため、階段の昇降はもちろん、足場の悪い場所での移動も可能です。足場の悪いところを移動できることから、建設現場などでの利用が想定されていますが、その用途がはっきり決まっていないのがこのロボットの面白いところです。

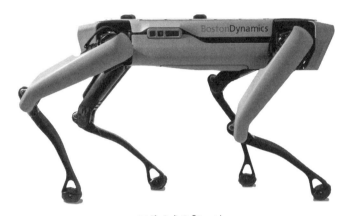

ロボット犬の「Spot」
出典：ボストンダイナミクス社HP
URL：https://www.bostondynamics.com/spot

　そして、新型コロナウイルスをきっかけにSpotも活躍の場を広げ、多くの使われ方をしていることが報道によって明らかにされています。これまで見てきた多くの機能を持つロボットのすべてをSpotが代替できる可能性も秘めています。

　たとえば、Spotは病院でテレプレゼンスロボットとしての活用が検討されており、実証実験が行われています。Spotにテレビ会議モニターとバイタルセンサーや体温を測定できるセンサーを搭載し、病院内から病院に来た患者の簡単な問診とバイタルサインを確認できるようにしています。その結果、病院の外でスクリーニングを行い、医療従事者の感染リスクを下げることが期待されています。

　また、シンガポールでは、混雑状況の監視にSpotが活用されています。シンガポールの公園内で巡回し、市民にソーシャルディスタンスを保つことを促すメッセージを発信しています。

　オムロン社の自律移動機能を持つロボットもさまざまなロボットの足回りとして活躍していましたが、Spotも同様に、さまざまな機能のロボットの足回りとして活躍する可能性があります。

第 6 章

Withコロナ、
Afterコロナの展望

Withコロナ、
Afterコロナの予測

━━ 終息時期の見通し

　vs.コロナのため、ロボットやAIがさまざまなフィールドで活躍していることをこれまで紹介してきました。ソーシャルディスタンスを保つためのAIや声掛けロボット、混雑回避のためのソリューションなど、新型コロナウイルス以前には存在していなかったものが多く登場したことも、これからの社会にとっては大きな変化になることでしょう。

　では、ソーシャルディスタンスを取らなければならない期間がいつまで続くのでしょうか。これまで紹介してきたように、先発メーカーは既にさまざまなソリューションを市場に投入しています。そのため、今からソーシャルディスタンス対応へのソリューションを提供しようと考える際には、**投資額に対し、どれぐらいのリターンが得られるかを見積もる必要があります**。

　新エネルギー・産業技術総合開発機構（NEDO）の技術戦略研究センターが2020年6月24日に、「コロナ禍後の社会変化と期待されるイノベーション像」という資料を公開しています。その資料の中で、3つのシナリオをもとに、いつ頃まで今のような活動抑制が必要とされるかをまとめています。

　1つ目のシナリオは最も楽観的な予測です。薬の初期投与で症状が改善、ワクチンが2021年冬頃を目途に作成されることで、経済活動を維持したまま第2波が訪れずそのまま終息していくというものです。その場合、2021年末には終息すると予測されています。

　では、最悪のシナリオはどうでしょうか。薬やワクチンが開発されず、集団免疫を獲得できないまま集団感染を繰り返していくシナリオです。ウイルスが強毒化・変異などを行うことなども予想されます。そうなると、2024年以降も集団感染の発生と経済活動の抑制が繰り返され、ニューノーマルな生活スタイルが定着する予想が出されています。これは最悪のシナリオですが、実際、いわゆる風邪のウイルスであるRSウイルスには抗ウイルス薬が存在せず、今なお日本では年間20人前後の人が亡くなっている実態があります。新型コロナウイルスもそのようなウイルスであった場合には、最悪の事態も想定する必要があるでしょう。

　では、その中間のシナリオはどうでしょうか。これまでの2つのシナリオの間の状態なので、集団感染は2023年頃まで発生し、経済活動の抑制の必要がある場面が訪れるとしています。そして、2023年末には、薬やワクチンが開発され、2024年以降は通常の生活に戻る予測がされています。2020年4月に公開されたサイエンス誌の論文でも、2022年頃までソーシャルディスタンスを取る必要があることが言及されています。

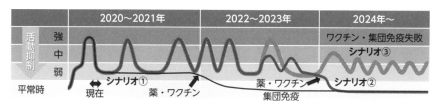

経済見通しの前提となるの3つのシナリオ
出典：新エネルギー・産業技術総合開発機構技術戦略研究センター
「コロナ禍後の社会変化と期待されるイノベーション像」
URL：https://www.meti.go.jp/shingikai/sankoshin/sangyo_gijutsu/kenkyu_innovation/pdf/019_02_00.pdf

　最良のシナリオ通りにうまく薬の開発が進まない限り、NEDOやサイエンス誌といった複数の媒体から発信されているように、現在のようなソーシャルディスタンスの確保が必要な状況は、今後2年間は続くことになるでしょう。

　では、今後2年間で必要とされるサービスが、どのような発展を遂げてAfterコロナの新サービスとして生まれ変わっていくでしょうか。新しいAIサービスを作るために、どのようなデータを取得しておかなければならないでしょうか。今こそ各企業がAfterコロナのために知恵を出さなければなりません。

■■■ 新型コロナウイルスをきっかけにDXの拡大が予想される

　AIやロボットなどについてさまざまに言及してきました。それらをひっくるめて昨今、デジタルトランスフォーメーション（DX）という言葉がよく聞かれるようになってきました。改めて、DXとはどういうものか見ていきましょう。

　経済産業省の「『DX推進指標』とそのガイダンス」によると、DXとは「企業がビジネス環境の激しい変化に対応し、データとデジタル技術を活用して、顧客や社会のニーズをもとに、製品やサービス、ビジネスモデルを変革するとともに、業務そのものや、組織、プロセス、企業文化・風土を変革し、競争上の優位性を確立すること」と定義されています。要は、データとデジタル技術でイノベーションを起こし、

競争優位性を獲得する取組全般を指します。AIやロボットはもちろん、ICTの導入などを含めた変革のことを指していると考えられます。在宅勤務が増えたことによって、テレビ会議システムの導入が進んだ企業も多いでしょう。テレビ会議システムの導入と同時に、DXの推進も多くの企業が取り組んでいくことになるのではないでしょうか。

AIの開発で有名なエクサウィザーズ社が「アフターコロナに向けて取り組んでいること(取り組もうと思っていること)は？」という質問を、DX推進やAI導入を実施中もしくは検討中の企業115社に対して行っています。その結果、働き方の再設計(リモートワーク全面導入)を挙げた企業が60%を超えています。また、50%弱の企業がDXプロジェクトを開始またはさらに推進していくと回答しています。このことを裏付ける1つの例として、富士通社がオフィスの面積を半分にまで削減し、単身赴任を削減するなどの取組みを実施することが発表されました。今後、各社がAIやロボットの導入によって、DXを進めていくことが予想されます。

新型コロナウイルスの影響によって、DXが進んでいない業種や企業の経営が特に影響を受けていることは皆さん周知のことでしょう。第5章では、テレプレゼンスロボットを用いた観光という新たな取組みも紹介しました。リアルとバーチャルの融合はアフターコロナに向け進めていく必要があるのではないでしょうか。

■■■ オンライン診療が時限的・特例的に初診から許可された

医療の領域でもDX推進の必要性が高まっています。そのひとつがオンライン診療です。オンライン診療は情報通信機器を用いた診察で、医師が対面ではなく、テレビ会議システムなどの画面越しに患者を診察することです。

オンライン診療の歴史は案外古く、1997年に厚生労働省から対面診療の補助的な手段として、特に離島やへき地の患者に対してオンライン診療を用いてよいことが示されています。また、2003年には、慢性疾患の患者で病状が落ち着いている患者なども対象に含まれるようになり、より幅広くオンライン診療を適用できるようになりました。その後、ICTが発達するに従って、オンライン診療に対する要件も緩和される方向に向かい、2018年度の診療報酬改定で、オンライン診療にも保険点数が付くことになり、慢性疾患の患者の再診の場合に、オンライン診療料を算定できるようになりました。この動きを受け、2018年前後のタイミングで、マイシン社やメドレー社などの多くの遠隔診療用のソフトウェアの開発販売を手掛けるスタートアップが市場でのプレゼンスを拡大しました。また、2020年11月には、コ

ミュニケーションアプリLINEを利用したオンライン診療サービスも登場し、競争はさらに激化しています。

　そして、ご存じの方もいるかもしれませんが、新型コロナウイルスをきっかけに初診でも時限的・特例的取扱いとして、オンライン診療ができるようになりました。初診の患者であっても、電話や情報通信機器を用いることで、診断および薬の処方が可能になったのです。初診料は対面での診療が288点のところ、オンライン診療の場合には214点の算定になりました。1点が10円なので、740円程度の割引（3割負担であれば222円の割引）でオンライン診療を受けられることになります。触診などが行えないため、人によってその信頼度などへの判断は分かれるかもしれませんが、病院に行くことによる感染リスクを考えると、単に風邪薬やアレルギー薬などをもらいたいだけであれば、オンライン診療で済ませてもよいと考える患者も多くいるのではないでしょうか。

　このように医療現場にAIやロボットの導入が進んでいるのと同時並行でICTの導入が急速に進んできました。処方箋などを含め、紙ベースでの運用が当たり前のように行われている医療業界で、新型コロナウイルスをきっかけとするDXの加速も行われようとしています。そのことによって、医療AIがさらなる発展を遂げることも期待できるのではないでしょうか。

■■■　投資環境の変化

　これまで紹介してきた通り、新型コロナウイルスはDXの推進など、AIにとってよい影響を与えていることは間違いありません。一方、AI開発のスタートアップにとっては、新型コロナウイルスによる投資環境の変化が大きく事業に影響を与えかねません。そこで、2020年のスタートアップに対する投資の状況について紹介します。

　アメリカのスタートアップゲノム社が、新型コロナウイルスの影響によるスタートアップの投資環境の変化をまとめています。そこでは、2019年12月の投資件数を100とした場合の、2020年1月から3月にかけてその変化を紹介しています。世界全体としては、12月に比べ、投資件数は80%程度に落ち込んでいるという状況が報告されています。最も投資件数が少なかったのが中国です。1月に半数以下に縮小し、2月には3割を切るほどにまで投資件数が減少しています。また、アジアも2019年12月と比べて翌月には60％程度にまで投資件数が減少しています。ほぼ横ばいのアメリカやヨーロッパに比べ、アジア地域で2020年初頭にスタートアップ企業への投資が急減したことがわかります。

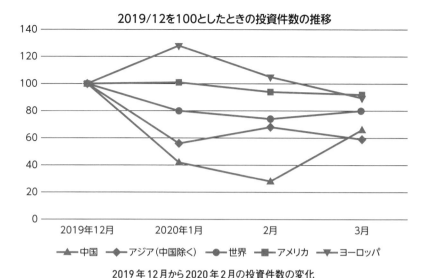

2019/12を100としたときの投資件数の推移

凡例: ◢ 中国　◆ アジア(中国除く)　● 世界　■ アメリカ　▼ ヨーロッパ

2019年12月から2020年2月の投資件数の変化
出典:「As virus wanes in China, startups see 'promising' funding rebound」
URL:https://asia.nikkei.com/Business/Startups/As-virus-wanes-in-China-startups-see-promising-funding-rebound

　また、イスラエルのVCフォーU社は、2020年3月から6月のアメリカのスタートアップへの投資の状況をまとめています。創業間もないスタートアップへの投資は、2019年の3月から6月の投資件数から比べると44%減少したと報告しています。アメリカの投資の状況は、1月から3月にはあまり影響がなかったものの、4月から6月にかけて、急速に落ち込んでいったことがうかがえます。また、投資先のセクター別で見ると、AI関連への投資件数はほとんど変化がなかったものの、データ関連やヘルスケア関連は数%から十数%の減少がありました。特に影響が大きかったのは旅行関連のスタートアップで、投資件数は80%近く減少しています。旅行を制限される状況に陥ったため当然のことではありますが、大きな社会的インパクトがあったことは間違いありません。

　以上、新型コロナウイルスによる投資環境の変化を紹介しました。中国やアメリカの状況を主に紹介しましたが、世界中でスタートアップが資金調達に苦戦を強いられていることが考えられます。既存製品を持ち、体力のある大企業で開発が進み、技術力を持っているはずのAIスタートアップが苦しい状況に陥ることも起こりかねません。特に医療AIはスタートアップに勢いがある状況のため、今後、開発速度の鈍化が心配されます。

■■■ パンデミック時の特殊性

　ここまでにもさまざまな社会的な変化があることを紹介してきました。新型コロナウイルスの流行によって、これまでゆっくり変化してきたものを問答無用で加速させ、今までにない急速な変化を体験することが多くなりました。

　新型コロナウイルスに対する診断方法の変化も急速な変化の中で注目すべき変化でした。第1章でも紹介した通り、新型コロナウイルスの診断には PCR 検査が一般的に行われるようになりましたが、当初は X 線を用いた画像診断を行った後、PCR 検査を行うプロセスを経ていました。

　さらに、現在では、PCR 検査以外にも抗原検査や抗体検査などさまざまな検査が認められるようになってきました。PCR 検査は結果が出るまでに時間がかかるという問題点がありましたが、抗原検査は、約30分という迅速な検査が可能です。このように、検査の種類が増え、速さや正確性が向上した結果、CT 画像検査の登場が少なくなっていきました。

　アメリカでは、放射線学会から新型コロナウイルスに対する CT 画像検査に関して2020年3月22日にアップデートがありました。そこで発表されたのは、CT 画像検査を新型コロナウイルスによる肺炎のスクリーニング診断に使うことを推奨しないということでした。その理由は、CT 画像検査で正常と判断される新型コロナウイルス感染患者がいることや、院内感染の防止の観点などからです。アメリカではこの発表以降、CT 画像は限定的な利用に制限されています。vs. コロナの AI に関する取組みの中で、CT 画像の AI 画像診断について多く紹介しました。しかし、2020年3月時点では、既に新型コロナウイルスに対して CT 画像検査が行われなくなっていました。その結果、新たな画像データを集めることができなくなり、その結果、AI を使う余地もないことになります。

　一般的に、病気の診断基準の変化は、臨床で多くのエビデンスを集めながら学会が主導してゆっくりとその方向性を定めていきます。しかし、パンデミックの状況下では、急速にその診断基準が変わっていくのです。高まることが想定された AI のニーズが突然なくなるというのは、ベンダーにとってはパンデミック時の開発の意思決定が難しいことを意味しています。

　オンライン診療についても、先ほど時限的・特例的に初診から解禁されたという話をしました。しかし、これはあくまでも時限的・特例的扱いです。オンライン診療を行うためのソフトウェアには当然のことながら月額保守料などを含めた維持費がかかります。一時的にオンライン診療用のソフトウェアを導入する医療機関

が増えたとしても、新型コロナウイルスが落ち着いたときに、その維持費を回収するだけの収益増が継続的に見込まれるかはわかりません。現在の保険診療の枠組みでは、対面診療が原則とされています。新型コロナウイルスが落ち着いた頃に診療報酬改定や法改正などがあわせて行われなければ、遠隔診療の普及は難しいかもしれません。

このように、パンデミック時には、急速な環境変化による弊害やその特殊性が認められます。今の状態が恒常的に続くか、新型コロナウイルスの終息が見込まれる数年後にどう社会が変化していくか、また揺り戻しがあるのか、難しい意思決定が今後数年の間続くことは間違いないでしょう。

ＡＩの展望

━━　問診システムなどを含むスクリーニング用途のＡＩの展望

　新型コロナウイルスをきっかけに、病院に行く前の患者の動きに大きな変化があったのではないでしょうか。これまでは、気になる病気の症状があったら、気軽に通院していました。しかし、新型コロナウイルスの影響で、病院への通院も自粛する動きが広がりました。その結果、病院に行く前に相談する事前相談サービスの利用が急伸しています。

　メドピア社が、「first call」という医師によるオンライン医療相談サービスを提供しています。このサービスは、診察を目的としたものではなく、患者が自分の身体で気になる症状があった場合に、気軽に医師に相談ができるサービスです。

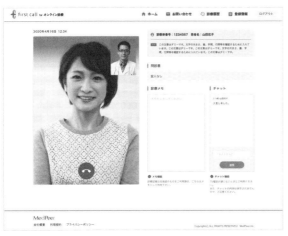

医師側の画面イメージ　　　　　　　　　　患者側の画面イメージ

オンライン相談システム「first call」

　メドピア社がfirst callの相談件数の推移を公開しています。その報告によると、2019年12月と比較すると2020年5月の相談件数は約4倍に急伸しています。

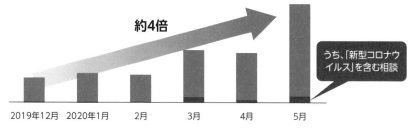

約4倍

うち、「新型コロナウイルス」を含む相談

| 2019年12月 | 2020年1月 | 2月 | 3月 | 4月 | 5月 |

「first call」を用いた相談件数の推移

　メドピア社のサービスひとつを取っても、医療機関にかかる前の患者の動きが変化したことがわかります。第2章の事例でも取り上げた通り、コロナ禍において、ウェブやアプリなどを用いた受診相談システムの提供も開始されました。患者が医療機関に行く前に自分の症状をチェックする、誰かに相談する動きは定着するのではないでしょうか。

　近年では、待ち時間短縮のために、院外から診療予約ができるシステムが開発されており、多くの診療所で導入が進んでいます。また、フリクシー社という医師が立ち上げたスタートアップ企業では、ウェブ上で事前に問診が入力できるシステムを提供しています。このウェブ問診システムは、医師が自由に問診項目をカスタマイズできることに加え、すべての電子カルテに連携して自動的に問診内容を電子カルテに転記できる特徴も備えています。患者、医師双方にとって非常に便利なシステムが開発されています。

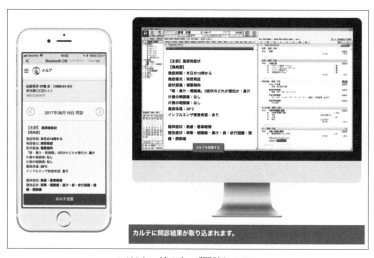

フリクシー社のウェブ問診システム

　このような社会の流れを鑑みると、今後患者が医療機関にかかる前にアプリやウェブを立ち上げるのが当たり前になってくるのではないでしょうか。そのような社会のムーブメントの中で、問診をAIによって最適化し、より深い質問を診療前に行えるユビー社やプレシジョン社などが提供するシステムのニーズはますます高まってくることでしょう。

■■■ 診断を支援する医療AI（プログラム医療機器）の展望

　新型コロナウイルスの早期解決のため、プログラム医療機器の審査・承認の速度が従来に比べて大幅に短縮されました。既に2つの新型コロナウイルスの診断支援のAIが承認・販売開始されているのは第2章で扱った通りです。新型コロナウイルスを機に、診断支援AIは臨床現場に一気に浸透するのでしょうか。

　昨今、診断支援のAIについては、倫理的側面から大きな議論が交わされています。2019年に画像診断などを行う放射線科領域のAI倫理について、アメリカの放射線学会などを含む7つの団体が連名で声明を発表しています。その中で、データ、アルゴリズム、臨床適用の3つの観点から倫理的に配慮すべきことが述べられています。その根底にある考え方は、患者の幸福度を増進し、できる限り患者に不利益が出ないようにすることです。

　データの項目では、患者への説明、プライバシー、データ保護などの患者データを扱う上で必要とされる観点が記載されています。それに加え、データの正確性やそのデータが臨床に即して忠実なものであるか、データにバイアスはどれぐらい含まれているかなど、AIを適用するために考慮すべき点についても記載されています。2020年には、X線画像の診断を支援するAIの精度が、学習に用いるデータの男女比によって変化する論文が発表され、データに含まれるバイアスは大きな問題となっています。

　AIを開発する際には、開発者は、まず画像とその画像に何が写っているかを定めたセットが必要になります。画像が犬や猫といった簡単なものであればよいですが、たとえばCT画像から肺炎の重症度を算出するAIを開発するためには、CT画像とその画像の肺炎の重症度のセットを作らなければなりません。定量的に決められない重症度という値を設定しようとすると、どうしても重症度を割り振る際に個人差が発生してしまいます。アルゴリズムの項目では、このバイアスに配慮する必要があるということが述べられています。アルゴリズムにはできる限り透明性が求められ、AIによる出力のプロセスが説明可能であることが望まれています。

臨床適用の項目では、自動化バイアスと呼ばれるものに注意し、臨床適用を検討しなければならないことが記載されています。自動化バイアスは、機械から出てきた結果を信じようとする人間の心であるとしています。自動化バイアスによって、AIシステムのバグに気付かない、または気付かないふりをしてしまう可能性があります。また、自動化バイアスによって、AIの結果と他の文献の結果とが異なる場合に、AIを信じてしまうことが起こり得ることを指摘しています。特に、気軽に頼れる放射線科医が近くにおらず、AIの結果を専門家と議論することができないリソース不足の地方病院などで起こりやすい課題であるとしています。

　このように、診断支援AIは便利である一方、臨床現場で実際に利用しようとしたときには大きな問題が発生する可能性があります。また、第2章でも紹介した通り、承認されている医療AIが多くの擬陽性を含んでいることがわかり、かえって臨床現場を混乱させる危険性もあります。そして、何よりも医師にとって診断支援AIが使いやすいかどうかも大切です。多くの患者を相手にする医師が、医療AIを診療の中で使うためには、医師の手間を増やさずに臨床現場で利用される必要があります。医師の診断プロセスの中に医療AIを自然に組み込むための工夫が必要です。

　2013年にプログラム医療機器に関する法律が施行され、診断支援の医療AIが少しずつ世の中に登場し始めました。一方、臨床応用のためにはまだまだ議論の余地が残されているといえるでしょう。今後もさまざまな議論を経ながら少しずつ社会に浸透していくのではないでしょうか。

■■■ 再生医療等製品という新たな広がりが出てきた創薬AI

　新型コロナウイルスに対する創薬の取組みについても第2章で紹介しました。創薬は、個別の疾患を対象として開発される場合が多く、新型コロナウイルスをきっかけに創薬AIが急伸することは考えにくいですが、AIがこれまで通り創薬領域で活躍することは間違いないでしょう。

　AIの発達と同時に、昨今、皆さんもご存じの再生医療など新しい形の医療が発達してきました。2013年の薬機法改正の際には、再生医療等製品という先進的な医療に用いられる製品が新たに定義されました。再生医療等製品は、次の製品のことを指すと定義されています。

(1) 人または動物の細胞に培養などの加工を施したものであって、①身体の構造・機能の再建・修復・形成するもの、②疾病の治療・予防を目的として使用するもの

(2) 遺伝子治療を目的として、人の細胞に導入して使用するもの

　再生医療等製品の中でも、がんを根治できる可能性を持つ薬で、ノバルティスファーマ社が開発したキムリアが大きな話題になっています。薬価は3,349万円と超高額な薬です。薬というと、カプセルに入った飲み薬などを想像するかもしれません。しかし、この薬は、細胞を採取して、遺伝子改変を加えて培養して、患者に細胞を戻すという一連の手技が薬となっています。その製造工程の中で、創薬AIの活躍の可能性が出てきています。具体的にその製造工程を紹介し、今後の創薬AIの可能性を見ていきます。

　キムリアの製造では、まず患者から白血球を採取します。そして、白血球の中からT細胞という細胞を取り出します。取り出したT細胞に遺伝子を導入し、がんを攻撃するよう改変を加えます。遺伝子改変を加えてできたCAR-T細胞と呼ばれる細胞を増殖し、品質チェックを行った後、患者に投与します。この一連の製造工程を含めた薬がキムリアと呼ばれる薬です。

　AIが利用できる可能性があるのは、細胞の増殖と品質チェックのときです。細胞は栄養を与え、適切な環境で管理することによって増殖しますが、顕微鏡でその増殖の度合いなどを評価しながら管理を行います。また、患者に投与するために品質チェックを行う際にも細胞の評価が必要になります。この細胞の評価を行う工程で用いられる顕微鏡画像にAIを適用できる可能性があります。

　このように、再生医療などの登場によって、創薬の形が大きく変化しています。日本では、現在、ニコン社が細胞の評価のための顕微鏡画像を解析するAIシステムを開発しています。同社は、これまで顕微鏡開発によって製薬業界の研究を支えることがその使命でした。しかし、創薬の形が変わってきたことで、創薬の製造工程に関わる可能性が出てきました。新しい創薬の形は、ニコン社などに代表されるように新しい創薬AIの可能性を生み出しているのです。

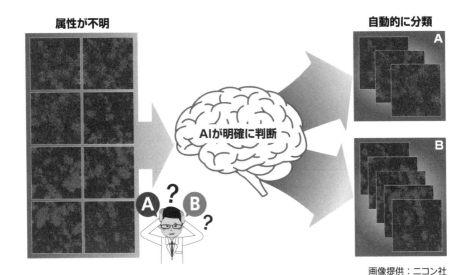

ニコン社の細胞評価のための顕微鏡画像を解析するAIシステム

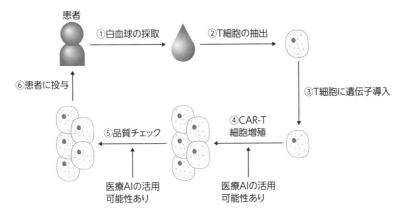

キムリアの製造工程と医療AIの活用可能な工程

━━━ オンライン診療に供するAIもニーズが高まる可能性

　医療業界もオンライン診療などによってDXが加速しているのは前述の通りです。オンライン診療を実施するためにはさまざまな体制を整えなければなりません。テレビ会議システムなどのオンラインコミュニケーションツールの整備をはじめとして、クレジットカード決済の導入の検討も必要かもしれません。医師にとっては、オンライン診療では触覚の情報を得られないことも大きな課題のひとつに

なっています。

　このように、新型コロナウイルスをきっかけにオンライン診療の導入が加速する可能性がある一方で、さまざまな付随するソリューションが必要になります。先ほど、新型コロナウイルスが落ち着いた後、そのままオンライン診療が普及するのは難しいと述べました。ここでは、もし、仮にオンライン診療が普及した場合に、それに付随して必要になるであろうAIシステムについて紹介していきます。

　オンライン診療で課題になっているもののひとつとして、本人確認があります。患者にとっては、リモートでつながっている接続先の医師が、普段診察を受けている医師であるかどうか確認する手段が必要になります。テレビ電話だと顔がはっきりしない場合がありますし、音声だけの通話ではそれ以上に相手が普段接している医師かどうかを明確に判別するのは難しいでしょう。そこで、顔認証や声認証による本人確認AIのニーズが高まる可能性があります。

　また、聴診器が使えないこともオンライン診療を行う上で大きな課題になっています。そのため、オンライン診療用の聴診器のニーズも高まると考えられます。既に、2015年創業のAMI社というスタートアップがオンライン診療用の聴診器の開発を行っています。同社では、胸に当てるだけで心音と心電図の両方を取ることができるデバイスを開発しています。同デバイスで取得したデータをAIで解析し、オンライン診療時の医師の診断補助を実現しようと開発に取り組んでいます。アメリカでは、アライブコア社がFDA認可を取得した心電図測定装置とアプリを開発しています。同社のシステムは、指先から簡単に心電図を測定できます。測定した心電図と、運動やその他の要素を深層学習で解析することによって、心拍の異常を知らせる機能を搭載しています。同じくアメリカのエコーデバイシーズ社も電子聴診器と心電図の計測装置およびそれらの解析システムを開発しており、FDAの認可を受けています。

「Kardia Mobile」と心電波形判定アプリケーション

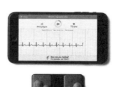

アライブコア社の心電図測定装置

　このように、オンライン診療が発展すると、それに伴い多くのAIシステムが必要になります。日本ではオンライン診療の今後の展望が予測しにくいため、開発への投資には慎重にならざるを得ないところではありますが、新型コロナウイルスをきっかけに新しいソリューションが生み出される可能性を大いに秘めているといえるでしょう。

ロボットの展望

■■■ 物流のラストワンマイルに対するロボットの可能性

　宅配クライシスという言葉が世間を大きくにぎわすようになってきました。Amazonや楽天をはじめとするeコマースの伸長によって、宅配業者の処理能力を上回る宅配需要が発生したことで、宅配業界で人手不足などが発生している状況を指しています。新型コロナウイルスの影響による外出自粛によって、宅配需要はさらなる拡大をしています。

　ヤマト運輸社では、2020年8月の宅急便取扱個数は、前年比13.6%の増加を記録しました。また、ゆうパックも2020年5月実績で前年比29.1%の増加となり、ともに2桁の増加を記録しました。外出自粛のおかげで再配達の割合は減ったようですが、緊急事態宣言が解除され、再配達の割合も徐々に増加傾向にあるようです。新型コロナウイルスをきっかけに、eコマースやメルカリなどのフリマアプリの利便性を感じた消費者がそのままeコマースなどによる消費行動を継続した場合、宅配クライシスがより深刻な状態になることは間違いないでしょう。

　そこで、物流のラストワンマイルの取組みに注目が集まっています。物流のラストワンマイルという言葉にあまり馴染みのない人もいるかと思いますが、宅配の拠点から各家庭までの配達のことを指します。トラックや自転車などで直接荷物を送り届けるのが一般的な宅配便のスタイルですが、人手不足の影響や再配達の問題があり、昨今さまざまな方法で物流のラストワンマイルを最適化する取組みが進行しています。

　簡単なところでは、置き配や宅配ボックス、店舗での受け取りサービスがラストワンマイルのひとつの形です。また、オプティマインド社はAIを使って配送ルートを最適化する取組みを行っています。CBクラウド社ではUber

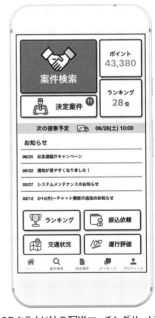

CBクラウド社の配送マッチングサービス

の物流版のようなサービスを提供しており、荷物を運びたい人と送りたい人とを結び付けるマッチングプラットフォームを運営しています。第5章で登場した屋外の自律移動の搬送用ロボットやドローンも物流のラストワンマイルを支えるソリューションとなっています。

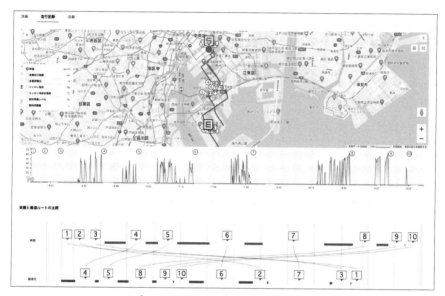

オプティマインド社の配送ルート最適化サービス

　物流のラストワンマイルについては、矢野経済研究所社がその市場規模を算出しています。2015年度には1兆2,500億円の市場が、2020年度には2兆300億円にまで拡大すると予想しています。

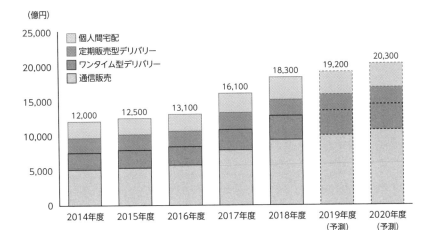

（億円）

- 個人間宅配
- 定期販売型デリバリー
- ワンタイム型デリバリー
- 通信販売

| 2014年度 | 2015年度 | 2016年度 | 2017年度 | 2018年度 | 2019年度(予測) | 2020年度(予測) |
| 12,000 | 12,500 | 13,100 | 16,100 | 18,300 | 19,200 | 20,300 |

矢野経済研究所調べ

注1 配送料（配送関連サービスを含む）ベース
注2 市場規模は①通信販売、②ワンタイム型デリバリー、③定期販売型デリバリー、④個人間宅配の4分野の合算値。ただし、配達代行サービス、置き配、宅配ボックスなどを除く
注3 2019年以降は予測値

物流のラストワンマイルの市場規模

　新型コロナウイルスをきっかけに、物流のラストワンマイルの改革の必要性がますます高まってくることが予想されます。屋外の自律移動の搬送用ロボットやドローンへの社会の要請はますます高まってくるでしょう。第5章で見てきたように、海外では既に物流に搬送用ロボットやドローンが使われています。日本でも海外の知見を活かしながら早急な社会実装が必要になるでしょう。

■■ 屋外の自律移動の搬送用ロボット実装に対する社会の動き

　では、WithコロナやAfterコロナのラストワンマイルの物流はどのようになっていくのでしょうか。屋外の自律移動ロボットは前述の通り、現在は法律により規制されている状況です。しかし、国としても、積極的に自律移動の搬送用ロボットの実装に向けた取組みを行っています。今後、どのように社会実装が進んでいくでしょうか。その展望を国の動きを絡めながら紹介していきます。

　前述の通り、経済産業省では、2019年から「自動走行ロボットを活用した配送の実現に向けた官民協議会」を設置し、搬送用ロボットの実装に向けた協議を進めています。また、新型コロナウイルスの影響を受け、安倍元首相からは、2020年5月14日の未来投資会議で、公道の搬送用ロボットの実証実験を年内に実施するよう指示がありました。その指示を受け、協議会の動きも加速していくことが予想され

ます。

　では、法規制がある中で、どのように公道での実証実験を行うのでしょうか。公道での自律移動で先行しているのが自動運転車です。2019年10月にはボードリー社（当時、SBドライブ社）が千葉県美浜区で自動運転バスの実証実験を行っています。そこでは、ハンドルのないバスが利用されました。

　また、JR東日本社もバスを使った自動運転車の実証実験を行っています。2019年11月から2020年2月にバス高速輸送システム（BRT）専用道での実証実験を実施しています。気仙沼線BRT柳津駅から陸前横山駅まで4.8kmの区間を自動運転のバスが走行しました。2020年には道路交通法の改正が行われ、運転者がハンドルから手を離し、システムに運転操作を任せられるようになっています。

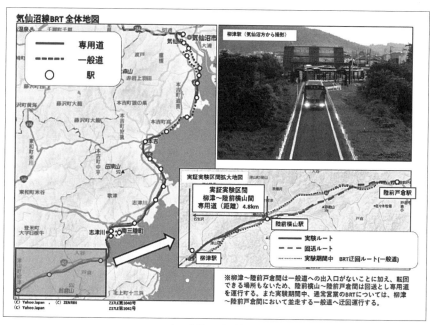

JR東日本社のバス輸送実験

　このように自動運転車が先行して多くの実証実験が行われています。自動走行ロボットの公道走行に対しても、既に運用されている自動運転車の基準緩和認定制度に則って行うことが想定されています。2017年に設立された同制度では、代替の安全確保措置が講じられることを条件として、排ガスや騒音以外の基準を緩和することが可能になりました。この制度を利用することで、公道において自動運

転の実証実験が可能となりました。この基準緩和制度は、自動走行ロボットについても適用可能です。2020年10月には、ZMP社の自動走行ロボットのデリロを用いて、日本郵便社が日本ではじめて東京都内で自動配送の実証実験を行いました。

　このような国の動きも意識しながら、ZMP社が実現しようとするマンションでの配送など、私道における自律的な搬送は今後拡大する必要があるでしょう。アメリカのスターシップテクノロジーズ社が大学内での搬送に力を入れて取り組んでいたことを考えると、まず私有地で試行錯誤を繰り返しながら安全性をテストし、並行して公道での実証実験も行い、実装に進んでいくステップを経る必要があると考えられます。

　新型コロナウイルスを契機に、物流のラストワンマイルに対して改めて注目が集まっています。この状況だからこそ実装に向けて素早く動いていかなければなりません。

■■■ ドローンによる宅配に対する社会の動き

　物流のラストワンマイルのもうひとつの選択肢として、ドローンが挙げられるでしょう。第5章でも扱った通り、海外では、医療物資の輸送にドローンが活用されています。

　ドローンを用いた物流は、既に実証実験が何件か行われています。楽天社は実証実験を行っているうちの1社です。同社は、2016年から楽天ドローンプロジェクトを開始し、「そら楽」という物流サービスを展開しています。ゴルフ場での配送サービスをはじめとして、2019年には、神奈川県横須賀市で猿島という離島へのドローン配送サービスを行っています。西友社との共同事業で、2019年7月から約3カ月間、西友リヴィンよこすか店から猿島に滞在する観光客に向けてドローン配送を行いました。離島であることから、気軽に買い物に行くことができず、食材などの運搬に重宝されたようです。また、2020年には三重県志摩市でもドローンによる配送の実証実験が行われています。

　このように、ドローン配送は社会実装に向けて既に大きなステップを踏み出しています。皆さんお気付きのように、現在、ドローン配送は離島向けの輸送しか行われていません。これは、ドローンを目視外で、遠隔監視などの補助者を必要とせず飛行できるのが、現状では、離島や山間部など一部に限られているからです。都市部上空で配送することは、搬送物を落とすリスクや機体が墜落するリスクがあるため許可されていません。しかし、ドローンによる配送はラストワンマイル

の物流に大きく寄与することから、国としても規制を緩和する方向で検討を進めています。2022年には有人地帯での目視外飛行を許可するよう制度整備を実施する方針が発表されています。

　地上での自律移動の搬送ロボットと同様、空からの輸送も制度整備が着実に進んでいます。サービスロボットやドローンは、中国やアメリカなどに先行されてしまっているのが現状です。しかし、官民連携し、多くのエビデンスを作りながら実装に向けて進めていく必要があります。

■■■ ロボットが進むべき方向性

　ここまで、物流を中心としたロボットの今後の可能性を見てきました。では、ロボット全体としてはどのような方向性に進んでいくのでしょうか。

　第5章で紹介したように、新型コロナウイルスの影響で、さまざまなロボットが活躍する舞台が増えてきました。これまでテレプレゼンスロボットのように、テレビ会議システムをロボットに搭載するようなロボットはあまり効果的に利用されなかったのではないでしょうか。しかし、新型コロナウイルスによるステイホームの影響で、自宅から水族館や買い物を楽しむ新しい体験価値をテレプレゼンスロボットが生み出せることが証明されました。新型コロナウイルスが終息した後も、家（バーチャル）と現地を融合しながら楽しめるロボットの役割は大きいのではないでしょうか。

　新型コロナウイルスをきっかけに消毒用ロボットや検温ロボットなど新しいロボットが生み出されました。一方、それらのロボットは新しい機能が付加されただけで、土台となっているテクノロジーは同一のものでした。オムロン社のモバイルロボットやボストンダイナミクス社のロボット犬Spotなどは、自律移動に特化したロボットでした。それらの自律移動の上に各機能を載せて現場に実装されているのが、第5章で紹介したロボットのほとんどではないでしょうか。ZMP社の消毒液噴霧ロボットも、土台はZMP社が持っている自律移動技術でした。

　一方、ロボットに起こり得る新たな課題もありました。ISO総合研究所社がオムニロボの販売を休止させたことに表れるように、ロボットの需要が拡大すると、ロボットのメンテナンスのコストが増大してしまうリスクがあります。このリスクとメーカーは向き合わなければなりません。

　ロボットは、ハードウェアとソフトウェアとセンサーの複合技術であると最初に説明しました。AIとロボットは今後ますます融合していく必要があります。一方で、技術が高度化したため、1社だけで多くの技術をカバーするのは難しくなっている

状況にあります。自律移動技術に特化したハードウェアを持つ企業と、検温・警備などのAIソフトウェアの技術を持ちロボットに機能実装できる企業、センサーの情報解析に強みを持つ企業、3社が融合したオープンイノベーションによるロボット開発・保守の必要性も今後高まってくるのではないでしょうか。複数の企業が技術を持ち寄ることで、各社がメンテナンスを行わなければならない範囲を狭めることができるようになります。また、特定の機能に特化したロボットを作るわけではないため、ビジネスとして拡大する可能性も高まるでしょう。そうすることで、ビジネスのリスクを減らしながら素早くロボットの社会実装が実現できるのではないでしょうか。

特別付録

オードリー・タン台湾デジタル担当大臣との対話

未曾有の危機に
幅広く使える未来思考

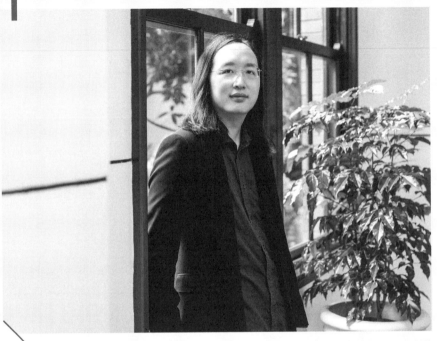

オードリー・タン（Audrey Tang 唐鳳）　　　（聞き手：石井大輔、翻訳協力：金子大地）

台湾デジタル担当政務委員（閣僚）。

1981年台湾台北市生まれ。幼い頃からコンピュータに興味を示し、12歳でPerlを学び始める。14歳で中学校を中退し、プログラマーとしてスタートアップ企業数社を設立。19歳のとき、シリコンバレーでソフトウェア会社を起業する。

2005年、プログラミング言語「Perl 6（現Raku）」開発への貢献で世界から注目を集める。同年、トランスジェンダーであることを公表し、女性への性別移行を開始する（現在は「無性別」）。

2014年、米アップルでデジタル顧問に就任。Siriなど高レベルの人工知能プロジェクトに加わる。2016年10月より、蔡英文政権において、35歳の史上最年少で行政院（内閣）に入閣。無任所閣僚の政務委員（デジタル担当）に登用され、部門を超えて行政や政治のデジタル化を主導する役割を担っている。

2019年、アメリカの外交専門誌『フォーリン・ポリシー』のグローバル思想家100人に選出。2020年コロナ禍においてマスク在庫管理システムを構築し、台湾での感染拡大防止に大きな貢献を果たす。

耐性のある社会より回復が速い社会のほうが万能

—— 今日は貴重な機会をいただきありがとうございます。今回、この対談に先立って、可能な限り多くの台湾の方と話をしました。エンジニアや起業家、グーグルの卒業生、製造業関係者、g0v（gov zero）のメンバーなどです。彼らの意見はオードリーさんの戦略の長所を反映していました。今日私はいくつかの質問を準備してきました。最初の質問です。2020年10月時点で、多くの日本企業はパンデミックによる景気後退に苦しんでいます。オードリーさんから日本のビジネスパーソンと一般の方々に向けて、助言や励ましのお言葉をください。オードリーさんのように賢明な考え方をするための助言です。

私はよく、レナード・コーエンというカナダのシンガー・ソングライターの格言を引用します。「どんなものにもチャンスがある。大切なことは、それに光が当たるかということだ」というものです。

COVID-19のような社会共通の課題に対しては、ソーシャルディスタンスを意識することで人々が分断されてしまうという側面と、パンデミック以前は決してつながらなかった人同士が結び付くという側面の、二面性があると思います。

実際、（パンデミックがなければ）私たちは今こうして対談していないだろうし、この本が出版されることもおそらくなかったでしょう。なぜなら、パンデミック前は、AIが持つ人道支援に対する有用性が今ほど明らかになってはいなかったからです。

人々は超人間主義について考え、多くの時間を無価値なプロジェクトに費やしています。私はこれを良いとも悪いとも評価していません。ただ、ある人を他の人より優れているかのように見せることは、今の時代では美しいことではなく、規範的でもなくなっています。

私たちはInstagramやソーシャルメディアで自己顕示している人と実際に会いたいとは思いません。なぜなら、私たちには解決すべき差し迫った課題がもっとたくさんあることを理解しており、それに私たちのエネルギーを向ける必要があるからです。

そして、私たちの主要な関心事は公共の利益についてです。私たちが公益について考えていれば、貢献できる共通のプロジェクトを見つけやすくなります。しかし、私たちが個人的な利益、たとえば自分自身のステータスを他人よりよくすることなどを考えると、コロナに対処するときに弊害が生じます。

—— そうですね。これは素晴らしい洞察だと思います。社会的使命を持つ企業はビジネスを成長させることができ、

社会的使命を果たしていない会社はそれを果たす方向にシフトするべきということですか。

その通りです。パンデミック下で、たとえば私たちは多くの会社がテレワーキングへの適応を求められたのを目にしました。しかし、テレワーキングは単なるテクノロジーではありません。テレワーキングは人々を結び付け、大切な人と一緒に過ごす時間を増やし、多様で柔軟な働き方を可能にしました。

新しいCOVID戦略には明るい面があります。かつてはテレワークのような、社会的により柔軟な施策を受け入れられなかった人たちが、受け入れることを余儀なくされています。感染ゼロが5カ月間続いている台湾のように、パンデミックが収束した後でも同様です。

石井さんもご存じの通り、10年前や15年前はネットワークの品質が悪くテレワークはまるで実用的でありませんでした。それと比較して、人々は既にテレワーキングがよいものであることを知っています。そのため、私たちはテレワーキングが適した状況であればテレワークを使うでしょう。最近は鮮明な画像と音声でお互いを見ながら会話することができますね。これにより、今ではテレワーキングは一般的になりました。

社会的目標にすべきということではないのですが、結果については評価する必要があります。共同作業を変え、組織を変化させる方法論は、ある種のテクノロジーといえるでしょう。テレワーキングは社会的変革なのです。

石井注釈

オードリーさんはテクノロジーそのものが社会に浸透した点ではなく、パンデミックによって人間そのものの価値観が変わったところに着目し、長期的な視点からコメントされています。

自己顕示欲優先のビジネスではなく、本当の意味で人類にとって緊急性の高い課題に取り組むべきだということにみんな気付き始めたのです。

日本のIT業界では、このパンデミックがDX（デジタル・トランスフォーメーション）推進のチャンスとなっていると理解されていますが、オードリーさんはこれを「社会的変革」と呼んでいます。また、テレワークがグローバルスタンダードになった後の、人々のライフスタイルの変化、その先にあるより幸せな未来社会といったものに関しても考えているでしょう。

また、レナード・コーエンというアーティストの言葉を引用した点も注目したいです。詩の表現は、しばしば人間の生活に関する心理を短い一言でまとめています。事象を抽象化し、一般的な心理を短く表現する点は、ある意味数学の定理探しに近いです。

未曾有の危機、パンデミックが起きたときに、あらゆる事象にチャンスがあるはずだとその裏側を考えることは、非常に大切なことだと思いました。

不謹慎なたとえではありますが、たとえば日本の大地震の後には国民の結束力が高まるという現象も起きます。私自身石巻の震災ボランティアでは、素晴らしい方々が一生懸命協力して問題解決を図っているのを幾度も目にしました。

オードリーさんは、今回のパンデミックという事象を、10年、100年といった大きなスパンで分析しています。その時点での技術と人間社会が、事象の前後でどのように変化したかというところを、高い視点で考えているように思いました。

オードリーさんが言及した公共の利益がより重要になっている点にも着目したいです。公益性は元来あらゆるビジネスにおいて重要でした。今回のパンデミック、つまりグローバルなネガティブイベントが起こったことで、よりそれが注目され、ソーシャルミッションを持った企業がこれまで以上に社会から支持を得やすくなったことは、ポジティブな現象だと思います。目先の金儲けビジネスが淘汰され、より本質的に社会をよくするビジネスが成長しやすくなったとするならば、人間社会が進化したともいえるでしょう。

── 私はオードリーさんの基調講演をいくつか拝見しましたが、社会やビジネスはロバスト（困難や障害に対する耐性）が大切だと繰り返しいっておられますね。新型コロナウイルスの環境下で、古いビジネスはよりロバストになる必要があり、たとえば先進的なレストランのオーナーは、ビルの10階に（客席は設置せず）調理場だけを置いて、Uber Eats経由だけで販売しています。この種のスモールビジネスは、大資本のビジネスよりもロバストといえます。オードリーさんは、この種のビジネスがよりロバストになっていくことについてどうお考えですか。

コロナ前からロバストさが必要なことを予期して準備してきたのなら、当然ロバストな状態です。しかし、もしあなたが予期していなかったとしたら、たとえ素早く革新を行って新たな状況に適応する方法に切り替えたとしても、今の状況ではダメージを受けるでしょう。準備してきた人たちほどロバストではありません。

しかし、私たちはレジリエント（速く回復できる）です。私はレジリエンスが、特に日本や台湾のような島国にとって共通の価値だと考えています。なぜなら、私たちは地震や台風のような災害が制御不能であり、管理できないものであり、自然災害は周期的にやって来ることを理解しているからです。

しかし私たちは、被害を最小化するだけでなく、津波や地震が過ぎ去った後の状況を社会全体で立て直すことができます。

ロバストさは一個人や組織についてのものですが、レジリエンスは社会全体が持つ文化の一部だと考えています。これらは、非常に緊密に連携しています。

石井注釈

ここでオードリーさんはロバスト（耐性が強い）とレジリエント（回復力が速い）の違いについて述べています。

オードリーさんが指摘するように、耐性を作るのは大事ですが、同時に不完全ともいえます。あらゆることに対して事前準備することは理論上不可能であり、非効率だからです。

耐性作りは日本でもよく行う手法です。私の地元倉敷市では2017年に水害が起きました。そこで、二度と水害が起きないようにしっかりと護岸工事を行いました。これは耐性を作る手法です。その際、耐性のみを整え、オードリーさんが指摘するレジリエントを促進する仕組みと文化作りの見直しを怠っていないでしょうか。

このことは日本のカルチャーだと思います。何事にも入念に準備することは、非常によい日本の美徳です。他方で欧米や台湾にならい、ネガティブイベントが起こった後の、はね返し回復力を最大化することに注力したほうが、より柔軟であらゆる災害・疫病・テロその他に対抗できそうです。たとえば、国家の迅速な意思決定の仕組み、緊急立法や財政サポートの整備、リアルタイムに国民ニーズを汲み取るデータ基盤の整備などです。経営においても、危機に対して入念過ぎるくらい準備するより、危機が起こった際の行動マニュアルやサポーターネットワーク、財務面ならば銀行との緊急融資の合意などがより有効でしょう。

ここにはオードリーさんの天才プログラマーとしての思考回路が関連していそうです。デザイン思考やアジャイル開発のように、アウトプットが完全でないことを前提として素早く動く。そして不完全ではあっても取りあえずのデータが取れたら、それに対してどう迅速に修復していくか考える。そのスピードを最大化するというWeb開発に近い手法を、災害・疫病に対する国家戦略にも活かしていると思われます。

この考えを拡張し、プログラマーの考え方や効率的なプロジェクトの進め方を、まったくプログラムに関係ないところでも活かそうと仮説を立てることは大事だと思います。極論をいえば、八百屋の経営や高校生の受験勉強、両親との人間関係作りなど、あらゆる"プロジェクト"と呼べるものに、オードリーさんのような目線でプログラマーシンキング（考え方・手法・仕組み）を適用してみると効果があるでしょう。

新型コロナウイルスを通じて再認識された
"地球と共存するライフスタイル"の重要性

—— 次の質問は、私と妻が2020年4月に新型コロナウイルスに感染し、3週間入院した経験についてです。当時、このことは私たちにとって大変な逆境でした。しかし、現在はどういうわけか、新型コロナウイルスに罹患してよかったと感じています。なぜなら、新型コロナウイルスのおかげで、前よりもずっと強く、大胆で賢明な人間になれたと思うからです。たとえば生物学では、ウイルスは生物の進化にとって必要なものとされています。新型コロナウイルスも同様に、人や社会がよりよく、そして強く変化するための機会として活用できるのではないかと考えています。

新型コロナウイルス闘病から回復されて何よりです。そして私も、石井さんと同意見です。新型コロナウイルス後、それまで大気汚染や水質汚染が蔓延していた場所で、澄んだ空やきれいな水を見ることができるようになりました。新型コロナウイルスが契機となり、持続可能な方法で生活することが可能であることが示されました。

これまで人々は澄んだ空やきれいな水を知りませんでしたが、新型コロナウイルスの影響で本来の自然の姿を知りました。知ってしまった以上、いまさらなかったことにはできません。もう後戻りすることはできないのです。

テレワークやUber Eatsの利用で環境負荷を減らせることが知れ渡れば、今後も継続的に環境負荷を減らしていくことが可能です。新型コロナウイルスが去った後も健全で回復力のある持続可能な形で回復していくためには、社会にとって必要なことなのです。

石井注釈

オードリーさんがここで指摘しているのは、経済活動の発展に重きを置き、人間が過剰に活動してしまうと、地球にダメージを与えてしまう事実かと思います。それが新型コロナウイルスによる経済の減速で証明され、長期的視野に立って地球との共存関係を考えると、むしろ人類の活動を減速し、リモートワークに代表されるような（半ば強制的に始まったが結果として）地球にダメージを与えないライフスタイルにシフトすべきということかと思います。

そして、2020年現在は新型コロナウイルスによるパニックで、人類はそこからの回復に集中していますが、長期的視点から考えると、現在の状況は、空が澄み渡り人間は工夫して新しい生活様式を発明した、という見方になるでしょう。

この"地球にやさしい人類の生活様式"というものはもはや不可逆であり、これが長期的に世界規模で見ると人類のスタンダード＝未来の人類社会になることを予見していると思います。

—— 次の質問は、知人である台湾の女性起業家からぜひ聞いてほしいと言われたものです。彼女によると、オードリーさんは台湾の多様性と自由の象徴的存在だそうです。一方、日本は台湾と異なり、1,000年以上にわたるほぼ単一民族国家です。また、細部にまで気を配る文化も持っていて、この文化がトヨタの非常に効率的な自動車製造システムを生み出しました。しかし、多様性の欠如は日本の成長やイノベーションの阻害要因にもなっています。パンデミック下のグローバルビジネスでは、多様性は非常に重要です。日本はどのように多様性を獲得できるのでしょうか。また、単一民族の考え方と多様性のバランスはどうなっているのでしょうか。

多様性は、民族だけで決まるわけではありません。台湾の場合、民族構成についてはかなり均一性が高いですが、文化構成は多様性に富んでいます。

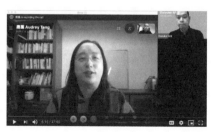
インタビューはZoomで行われた

台湾には少なくとも、閩南語、客家語、北京語（國語）という3種類の言語があり、訛りもさまざまです。それに加えて先住民族の言語や手話も国語として認められています。そのため、台湾の中央感染症指揮センターがライブストリーム上で行う記者会見では、たくさんの手話が使用されています。

これは、私が複数の民族グループに属しているからというだけではないと思います。たとえば、AI関係ではPythonをよく使っていますが、だからといってJavaScriptやRustやGoなどの言語を学ぶのを止めるわけではないのと同じです。多くの言語に精通していれば、同じ問題に対してオブジェクト指向や関数型プログラミング、宣言型プログラミングなどさまざまなアプローチができるようになります。1つの言語しか知らない場合と比べると、確実によいプログラミングができるでしょう。この例が示すように、異なる文化を理解しようとする態度を持っていることは、民族的な多様性よりも重要なことです。

民族の多様性や社会的一体感はもちろんとてもよいことです。しかし、インターセクショナリティ（交差性）を踏まえた異文化理解がなければ、人間が持つ

多面性のうちの一面しか見えてきません。だから私は、民族の多様性よりもインターセクショナリティのほうが重要だ

と考えています。

── 素晴らしい考えだと思います。

石井注釈 ～～～～～～～～～～～～～～～～～～～～～～～～～～～～～～

　私は欧米とアジアで5年働いた経験があり、良い意味でも悪い意味でも海外慣れしています。今回のこの質問は、アメリカやイギリスといった多民族国家では異なる意見が出やすいのでイノベーションが起きやすく、それと比べて日本が考え方の多様性に欠けるので、根本的に大きなインパクトを与えるようなアイデアが出にくいと昔から思っていたことから出たものでした。その多様さに欠ける特徴が今回の新型コロナウイルスの混乱で一部ネガティブな結果を生んだようにも見えました。

　オードリーさんの答えは、ほぼ単一民族国家である日本であっても、どんな組織であっても、インターセクショナリティ（交差性）、つまりさまざまな人たちの異なる属性から生じる差別や特権を理解する枠組みを、各人が理解することが重要であると示してくれました。インターセクショナリティで扱われるアイデンティティの代表的なものは、性別、身体的特徴、人種、社会階層、セクシャリティ、能力、障害の有無などがあります。

　オードリーさんが指摘したのは多言語の大切さでした。JavaScript や Rust、Go といったプログラミング言語（＝背後の思想）の違いを多く覚えることによって、プログラマーとしての多面的な考え方ができるというアナロジーを使いました。

　私は欧米とアジアで働いた経験を通じて、日本語・英語・イタリア語を話すことができ、日常会話レベルまで含めると全部で7カ国語話すことができます。日本語では細やかな気遣いができます。英語だと論理的になります。イタリア語だとおおらかに冗談交じりに話すようになります。この多数の思考法がインプットされていることは、確かに私の強みになっています。それは、日本人の問題でも、アメリカ人のように論理的に解決したり、イタリア人のようにロマンチックに解決したりすることができるからです。

　インターセクショナリティは自分と違う立場（言語・性別・収入・学歴）に対して、本気でその人の気持ちになり、尊重してから自分の意見を述べる取組みとも言い換えられると思います。違いを客観的に認識しながら、物事を決めつけず幅広くコミュニケーションを取ることの大事さを、オードリーさんは説いています。

　たとえば、私は45歳の男性で会社の代表です。ですので最近の若い20歳くらいの方に関してコメントするときに、本当に今の20歳の人の気持ちになれているかというと、そうではないと思います。同様に保育園が足りない問題について、私がコメントを述べるときに、シングルマザーで大変なご苦労をなさっている方の気持ちになれているかというと、そうではないと思います。

　オードリーさんが私に伝えたかったのは、確かにアメリカやイギリスのように多国籍

で、根本的に多くの民族がいる国ではいろいろな議論ができるのは確かですが、たとえ日本であっても、インターセクショナリティのコンセプトから多面的に物事を考え、相手の気持ちを尊重する練習はできるのではないか、ということだと思います。

　先ほどの例でいえば、私が20歳の学生のような考え方や気持ちを芯から尊重したり、シングルマザーの考え方を勉強したりしたら、それは45歳の会社代表としての私の仕事をよりよくすることにつながると思います。

　日本にはどんぐりの背比べということわざがあるように、お互いの小さな違いを過剰に気にする文化があると思います。オードリーさんの言葉を噛みしめて、私なりに解釈すると、たとえば自分と対極の考え方の人がいたとして、たとえ合意できないにしても、その人を尊重するような態度を取れるような、大人な社会が作れたとしたら、日本の将来の発展を推進する原動力になるのではないでしょうか。

悲観も楽観もバランスを取ればよい

—— 次の質問は、私の友人の台湾人からです。オードリーさんは怒りを見せたことがなく、いつも落ち着いています。マインドフルネスを保って穏やかな考え方をすることは、パンデミック下ではとても重要です。しかし最近、ソーシャルメディアはカオスの様相を呈しています。オードリーさんのように穏やかにいるためには、どのようなマインドセットを持っていればいいのでしょうか。3つほど教えてください。

　1つ目は、スマートフォンなどの通知をすべてオフにすることです。私は仕事中いつもサイレントモードにしています。たとえば、人と面会しているとき、呼び出し音が鳴らないようにしています。これは、集中するために重要なことです。

　2つ目は、ソーシャルメディアやメールのチェック間隔を30分に1回に制限

しています。たとえば、25分間集中します。そして、5分間ソーシャルメディアやメールをチェックします。これはポモドーロ・メソッドと呼ばれていますが、大変効果的な方法です。

　そして3つ目は、毎晩十分な睡眠を取ることです。私は毎晩平均8時間程度の睡眠を取っています。十分な睡眠時間があれば、前日に集めた短期記憶のほとんどが長期記憶に書き込まれます。しかし、睡眠時間がとても短い場合、長期記憶への書き込みが完了しないままになってしまいます。そうすると、前日のことが頭の中に残っている状態で1日を過ごすことになり、それが邪魔になって気が散ってしまうのです。そういうわけで、睡眠不足を避けることは非常に重要です。

—— そうですね。私は以前イタリアで

働いていたのですが、友人のイタリア人はパンデミック下の新しい生活スタイルに対してとても楽観的に適応しています。一方、日本では最近、数人の有名人が自殺してしまいました。ここ数カ月の日本の自殺者数は、15%ほど増加しているそうです。パンデミックのせいで景気が悪化していますが、このような環境下でも楽観的な考え方を維持するにはどうすればよいでしょうか。

これは私の考えですが、落ち込んでいるときに楽観的になろうとする必要はないと思います。そのようなときは、脅威を見落とさないように、長期の考えを整理する好機なのです。行動してばかりだと、脅威を見落としてしまう恐れがあります。悲観的なときは長期的な戦略を立てるのに適していて、楽観的なときは行動に適しています。

秘訣としては、楽観と悲観のサイクルを数日以内に限定することです。もし楽観を半年間続けてその後に悲観を半年間続けるようなサイクルにしてしまうと、振れ幅が大きくなり過ぎて双極性障害になってしまいます。しかしサイクルを数日以内に限定できれば、寝る前に戦略を練り、起きてすぐ行動を起こすといった最良のリズムになり、ある種の体内時計を獲得することができます。楽観と悲観のテンポとバランスは重要だと思います。

石井注釈

最初の質問にオードリーさんが示したノウハウは、大切なものでした。しかし、オードリーさんの一生を通じて冷静さを保ち、言葉を荒らげたことがないということは、それは持って生まれたものであり、聡明さからくる冷静さに尽きると思います。

この点、私は今後さらに多くの台湾国民からオードリーさんのマインドフルネスにあふれる行動のエピソードを聞くことで、自分の行動に活かしたいと思いました。観音様のような聡明な人に、「なぜ観音様でいられるか」と問うのは愚問でしかありません。

後半の回答は大きな発見でした。確かに楽観的でい続けることは一見素晴らしいことに思えます。しかし、オードリーさんが指摘するように、悲観的であるからこそ、リスク分析などを駆使して冷静で論理的な判断をすることができます。これは現実的なプラン策定において重要なことだといえるでしょう。極論をいえば鬱々とした気分の時期にもよい面があるということです。

一般的には上に上がる状況が、楽しくてうれしい時期だと思います。ただ私の経験では、まさに新型コロナウイルスで経営上もがき苦しんだり、銀行の残高がゼロに近づき追い詰められたりしたときこそが、必死に考えあらゆる手段と人脈を尽くして難局を乗り切った、自分自身のスキルレベルが一番上がった時期だと思います。難局や不況は会社のぜい肉をそぎ落とし、本当に顧客にとって大事な部分に向けて組織

とプロダクトを強制的に再構築させてくれます。

　また、オードリーさんは悲観と楽観を繰り返すのが一番バランスがよいと述べています。楽観的な状況が続き過ぎた場合、自分で意図的に悲観的な時期を作るのもよさそうです。自らプラスとマイナスのバランスを取ることで、人間も会社も社会も経済も、一番よい状態を維持できるのでしょう。

〜〜

――　なるほど。　ありがとうございました。ここで、少し前に伺った質問に戻らせてください。私たち日本人はほぼ単一民族で、細部に気を配る特性があります。これは強みであると同時に、考え過ぎの人（オーバーシンカー）が多くなります。オーバーシンカーは悲観主義者になりがちです。どうすれば、この考え過ぎ文化の弊害を克服できるでしょうか。

　それについては、先ほども紹介したレナード・コーエンの言葉を引用したいと思います。

　《考え過ぎる癖がある人には、「なぜ、それがそんなに重要なのですか？」と問いかけます。もしあなたが完璧主義者なら、あなたのした仕事は称賛されるかもしれません。しかしこれでは、既に完成度が高い状態なので他人が支援や援助を差しのべることがほとんどできず、結果として、少し欠陥が残る

かもしれません。一方で、オープンソースを活用すれば、より早く頻繁にリリースすることができます》

　このようにどれだけ頑張っても、個人の力だけで完璧にするのは難しいのです。個人で抱え込むことは、ただ意地を張っているのと同じです。個人のアイデアは大勢で考え始める起点にはなりますが、それ以上ではありません。他の人たちが共同制作をするための招待状と考えて、早期にシェアすることが重要です。そうすることで、考え過ぎて完璧主義に陥らないようバランスを取ることができます。

　少し考えるごとに細かくシェアすることを繰り返せば、100％まで考えてからはじめてシェアするより、結果としてはるかに多様な人たちと出会い、意見を得ることができます。

――　理解できました。ありがとうございます。

石井注釈 〜〜〜〜〜〜〜〜〜〜〜〜〜〜〜〜〜〜〜〜〜〜〜〜〜〜〜〜〜〜

　この回答は、オープンソースで開発・アジャイル開発・デザインシンキングといった要素を抽象化して答えているように感じます。

　拡張するならば、オードリーさんの話の端々に出てくる"集合知（コレクティブインテ

リジェンス)"を使うことの効率性を説いていると思います。デザインシンキングにある、プロダクトを速く作り、顧客に見せる話と似てはいますが、プロダクトを作る自分の脳みそ1個と、想定している顧客の脳みそ9個をあわせた10個の脳みそで考えたほうが、当然1個の脳よりも効率がよいというメッセージにも解釈できました。

たとえば、製品開発やスタートアップ経営の場合、

Aさん：1個の脳みそを使う
Bさん：10個の脳みそを使う
Cさん：100個の脳みそを使う
Dさん：1,000個の脳みそを使う
Eさん：10,000個の脳みそを使う

この場合、当然Eさんが、最高品質の製品を最短で作り、最良の販売方法を見つけてビジネスで勝つでしょう。

弊社のTeam AIというAIの研究会には10,000人近いコミュニティメンバーがいます。オードリーさんの話を聞き、この10,000人の脳を活かしきれていないと気付かされました。

このような大きなコミュニティがない人でも、Facebook上にはスタートアップや科学技術・趣味や経営方法に関する数十万のコミュニティが存在し、それぞれ数万人規模の会員がいます。そこでスパムのように宣伝するのではなく、「世界をよくしたいので、この製品について意見が欲しい」と正しい質問をすることによって、商品開発のスピードは飛躍的に成功に近づくと思います。実際に私はそうしているので、強くお勧めできます。

台湾の素晴らしい文化
- 恩を何倍にもして返す社会契約コンセプト -

——次の質問は、2020年5月に行われたアンドリュー・レオナルドさんとの対談についてです。協調と競争についてのお話でした。「#TaiwanCanHelp」というハッシュタグについても話されていましたね。この概念は、21世紀において大変重要だと思います。世界は競争から協調へとシフトしていかなければなり

ません。この考えが受け入れられやすいのは、台湾の文化に由来しているかもしれませんし、台湾の人たちが温かいからかもしれませんね。今回、インターネットの力でどのように「#TaiwanCanHelp」という動きを加速させたのでしょうか。

確かに台湾の人たちは社会をよくすることにとても理解がありますし、イン

ターネットを通じて、さらに増幅されていると思います。この対談の内容も、2人で話しているだけでなく、ウェブサイトの記事や動画、それに本を通じて多くの人に届けられます。私たちは常に、公共に奉仕する姿勢を持っています。もしかしたら日本のラップバンドが対談の内容を歌詞に載せて歌うかもしれませんが、それも歓迎しますよ。

大切なことは、声を大にして仕事をすることです。そうすれば、自分と同じような仕事をしている人や、自分が予想していなかったような分野の革新的な人と出会うことができ、関係を築くことができるということです。

台湾の人たちには、周囲から得たものよりも多くのものを提供しようという姿勢があります。一種の社会契約ともいえます。これは大変重要なことです。自分がよいことをされたら、それを何倍にもして恩返ししようというのが、台湾人の基本的な考え方です。同様に、国際社会から何かしてもらったら、お返ししたいと思っています。

——「#TaiwanCanHelp」というハッシュタグがもたらした最大の影響は何だと思いますか。このハッシュタグによって何が起きたでしょうか。

たとえば、「Taiwan can help」というウェブサイトがあります。このウェブサイトの素晴らしいところは、政府による運営ではないところです。政府の資金はまったく入っていないのです。資金はYouTuberがクラウドファンディングで集め、コンテンツはすべてクラウドソーシングで作成されています。

ちょうど私が今朝視聴したオンライン公開講義についてお話ししましょう。このオンライン講義は陳建仁博士によるものです。彼は台湾の副総統を務め、疫学の教科書の著者でもあります。オンライン講義の内容は新型コロナウイルスのわかりやすい解説なのですが、画面上から直接、クラウドファンディングによる支援を行うこともできるようになっています。英語の吹き替えと字幕を付けて、有用な情報を国際社会と共有する取組みが行われています。それにより、政府だけでなく台湾の普通の人が、スピーディーに国際的な人道支援を行えるようになっています。同様に地域社会での支援も可能で、立場の異なる多様な人々が関与しています。

石井注釈 〰〰〰〰〰〰〰〰〰〰〰〰〰〰〰〰〰〰〰〰

　ここの最も美しい話は、「#TaiwanCanHelp」を政府が支援しながらも、民間が運用し、それがITの力をもって世界中に広がった動きの加速の部分です。同様のプロセスや手法は、世界のどの国でも通用します。

この“一度受けた恩を何倍にもして返すカルチャー”が台湾に根付いているのは本当に素晴らしいことです。日本に対しても、たとえば台風・地震の際に台湾政府・台湾市民から非常に熱いサポートをいただいているのは皆さんもご存じでしょう。

日本人の文化では、そこは少し控えめだと思いますが、個人単位・会社単位では、台湾のこの恩返し文化は、しっかり真似すべきことではないでしょうか。たとえば、1万円相当の恩が発生した場合に、10万円分にして返すと、当然相手は喜び、関係性も深まります。私は営業畑で10年やってきましたが、ここまでの発想はありませんでした。私自身この手法は、必ず個人単位・会社単位で取り入れたいと思います。

サイエンスシンキングの重要性

—— オードリーさんの話に関連して、いくつか質問があります。私はAI関連のプロジェクトに関わっていますが、新型コロナウイルス下では誤情報によるミスリードが混乱をもたらす様子を目の当たりにしました。科学的な事実や知識に基づいて考えられる人がいる一方で、ソーシャルメディアやテレビ、新聞などの誤った情報や偏った情報に踊らされてパニックになってしまった人もいるように思います。このことについて、ご意見をお聞かせください。最近は科学的な考え方が重要になってきています。特に、パンデミックのような状況下ではそうだと思います。オードリーさんのご意見はいかがですか。どのようにすればサイエンスシンキング（科学的な考え方）を広め、誤情報による混乱を改善することができるのでしょうか。

同感です。科学的な考え方は誰でも実践できるものだと思います。学校で習って終わりになるような抽象的な考え方ではありません。ずっと持ち続けられるものだと思います。方法は基本的な情報に触れるというシンプルなものです。これは政府の取組みも効果があります。

たとえば、陳建仁博士が公開した新型コロナウイルスの解説動画はそれに当たります。また、中央感染症指揮センターは、毎日午後2時に生放送で新型コロナウイルスに関する記者会見を行っています。記者からの質問にすべて答えることに加えて、感染者数などの情報を提供しています。情報に基づいて科学的に思考し、自分自身の仮説を立て、帰納法や実験を通して新しいアイデアを推理し、それをコミュニティに提案して、評価してもらうことができます。これは再現性が高い方法です。

（ここでオードリーさんが窓の外にあるレストランを指さしました）私はあのレス

トランの協力を得て実験してみました。まず、古めの炊飯器に医療用マスクを入れました。この炊飯器には通気孔がないので、加熱による影響がとても予測しやすいのです。スイッチを入れると急速に110℃まで加熱され、その後急速に冷却されます。100℃以上になった数秒後にウイルスは死滅しますが、医療用マスクの素材は破壊されませんでした。

このレストランでの実験結果を受けて、TFDAも同様の実験を行いました。TFDAの実験は私のレストランでの実験より信用できます。TFDAは毎日定例の記者会見にシンガポールの公務員で海軍軍人であるレイ・チョン・ハン氏を招待し、仮説を説明しました。また、陳忠（Chen Zhong）大臣はライブストリームの視聴者の前で、実際に医療用マスクを炊飯器で炊く実験をしました。

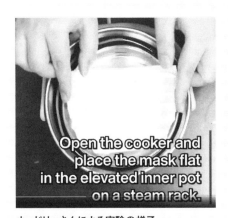

オードリーさんによる実験の様子
出典：https://twitter.com/audreyt/status/1245680407401697286?s=20

これはほんの一例にすぎませんが、科学とは私たち全員が参加するもので、誰でも再現できるものであることを示しています。一握りの科学者だけのものではありません。誰もが市民科学者になることができ、マスクを再利用することができるのです。

この実験は世界中で再現されており、最近ではこれがN95のマスクにも有効であることが査読付きジャーナルで確認されています。

—— すごいお話ですね。関連して質問したいことが出てきました。今回のパンデミックでは、事実と意見が混同されて扱われる様子を目にしました。日本人は、ニュースが事実だと信じています。しかし実際は、新聞社のオーナーの方針が反映されたり、スポンサーの意向によってニュースが偏ってしまったりすることがあります。科学者は証拠の裏付けがあるものを事実と考える傾向がありますが、一般にはそうでない人も大勢います。こういった傾向についてオードリーさんはどう思いますか。

もし報道機関を運営している人たちに偏りがなくて、緻密な方法で取材したとしても、情報源に偏りがある可能性はあります。

データサイエンスの世界でも同様です。何らかの期待を持ってデータを収集すると、集まるデータに偏り（バイアス）が生じることがあります。その後も、

それに気付かないままバイアスは蓄積されてしまいます。本当にバイアスから逃れることは難しいことです。それに対して人々ができることは、報道内容の情報源が何なのかをよく確認することです。学術論文を参考にするのもよいでしょう。論文にはDOI（デジタルオブジェクト識別子）と呼ばれる一意の番号が付いていますから、これも役立ちます。こういった作業は、食品を選ぶときにラベルに書かれている成分表示を確認するのと同じことです。

そのようにして、人々は自らファクトチェックを行うことができます。データサイエンスに関わっているのであれば、ファクトチェックの結果を導き出すのに使ったデータセットを公開しておくと、同業者が独立して評価できます。一個人がバイアスのないファクトチェックを行うのは難しいことです。しかし、私たちは、他の人が検証しやすいように自分たちが使った情報源を公開することはできます。

これが科学的方法論のよいところであり、コミュニティとともに成長することを可能にします。

—— **なるほど、格好よい方法ですね。本当におっしゃる通りです。**

石井注釈 〜〜〜〜〜〜〜〜〜〜〜〜〜〜〜〜〜〜〜〜〜〜〜

　日本が悪いとか、外国がいいとかいった話ではありませんが、これまでに私が暮らしたことがあるほとんどの国の人が、政府の公式発表やマスメディアの報道を疑ってかかることが多かったです。つまり一般市民であっても、情報にフィルターをかけて、事実かどうかファクトチェックし、怪しい部分は話半分に聞いてディスカウントして活用しています。したがって、ニュースに過剰反応することもありません。

　一方、心優しい日本人の文化は、他人の情報を信じる傾向があります。今回の新型コロナウイルスの混乱によるインフォデミック（怪しい噂を含めた情報の錯綜による社会混乱）を見ていると、この点が少しネガティブな方向に出てしまっています。たとえば非科学的な噂のツイートが出回ったり、自称専門家がワイドショーなどで訳知り顔でコメントし、視聴者は、その専門家がそうしたコメントをする資格がある人かどうか判断することなくその情報を鵜呑みにしてしまったり、といったことが起こっています。そもそも感染症の専門家であれば当然現場に駆り出されていてテレビに出る暇などないわけですし、背後にはインターネットに押されて視聴率至上主義が増大しているマスメディアの根本的なビジネスモデルの問題もあったはずです。

　オードリーさんが最後に指摘した、情報ソースを公開し、他人にチェックしてもらうこととは、オープンソースやオープンデータをはじめとしたITでは通常行っているやり方です。日常のITと関係がない会話の中でも、こういった態度と仕組みが必要なのではないでしょうか。理系では実験結果を論文にまとめ、それを他のアカデミア関係者に

ダブルチェックしてもらい、学術誌や学会の厳しい審査を通り、やっと"確からしい実験結果＝絶対ではないけれど"として認められます。このダブルチェックの手法のエッセンスだけでも使ってみると、新型コロナウイルス発生初期に起きたような偽情報にだまされることがぐっと減るはずです。

　この手法は、SNSの規模が小さかった10年前なら、不要なスキルだったかもしれません。けれども、いまやインターネット報道・SNSのほうがマスメディアより力を持つ時代なので、その真偽を鑑定するスキルは、中高生のうちから身に付けておくべきものだと思います。実際、何の根拠もないLINEとTwitterを真に受け過ぎて、明らかな都市伝説を信じてしまっている若い方にたまに遭遇するからです。

国民全参加型の議論フォーラムの可視化

── 次の質問は、シアトルの企業Pol.isとのコラボレーションについてです。Pol.isとのコラボレーションでは大変革新的な取組みをされているそうですね。民主主義をリアルタイムに可視化するような試みと聞いています。私たちもここ東京で機械学習ハッカソンのコミュニティを運営していますので、オードリーさんの見方には非常に興味があります。人々が行う意見交換をデータ分析して、何か発見はありましたか。

　私たちはあらゆることにPol.isを使用しています。たとえば登山やハイキング、マリンスポーツなどです。さらには、アメリカ大使館との外交まで、本当に何にでもPol.isを使っています。

　ちなみに、台湾のPol.isシステムのウェブサイトは「gov.tw」というドメインで運用していますが、これは台湾国内のサーバーでホスティングされています。その

ため、（コンプライアンス上の要件もクリアしやすく）既に私たちの機関に非常に浸透しています。私がPol.isについて一番気に入っている点は、これが20世紀のAIを使用していることです。

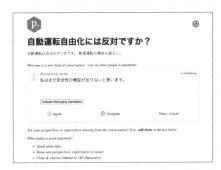

無料で誰でも使えるPol.isのユーザーインターフェイス（筆者作成）
出典：https://pol.is/4twr7iaf7j

　仮にディープラーニングのような21世紀のAIを使った場合、その仕組み上、なぜその結果が導き出されたのか説明するのが困難です。一方、Pol.isが

使っている20世紀型のAIは、ほとんど
が主成分分析と呼ばれる手法を用いて
います。

また、多くの場合、"k-means clustering"
（注：ベクトル量子化手法のひとつ）と呼ば
れるアルゴリズムも用いていますが、1
次元の場合、時間をかけて概念を説明
してあげれば、聞き手側でも検証が可
能になります。

しかし、もしあなたがディープラーニ
ングの最先端手法であるトランスフォー
マーモデルを使って説明した場合、聞
き手側で同じように検証するのは非常
に難しくなります。データを扱う能力を
獲得するには、自らデータを作成して分
析し、自信を付けることが必要だと思
います。

データを扱う能力を獲得するには、
データ分析の結果だけを見て満足する
のではなく、自ら結果を導き出す能力
が必要なのです。出来合いのメディア
を見ているだけではメディアリテラシー
が高くならないのと同じことです。

まずは20世紀のAIのようなわかり
やすい技術から導入を始めて、それぞ
れの聞き手が結果を再現し、自前で分
析できる能力を身に付けることが重要
です。

その上で、ディープラーニングのよう
な支援、たとえばスマートな分類などを
導入するのがよいのではないでしょう
か。

中核技術を持つのはよいことです。
ただ、その動作機構について説明可能
でなければならないと思います。つま
り、簡単に説明できて、導き出された結
果が利用者にとって最善であることを
示す必要があります。

—— 今説明されたことに関連して質問
があります。機械学習が持つ特徴とし
て、直観に反するような事実を発見で
きることがあると思います。今回、人の
意見を分析して、何か直観に反するよ
うな事実は見つかりましたか。

Pol.isシステムによる洞察は、大半の
参加者にとって驚くべき内容で、まさに
直観に反するものでした。ソーシャル
メディアの中には社会にとって好ましく
ないものがあります。イデオロギー対
立に関する論争により、人々はこれま
で多くの時間を浪費してきたことが明
らかになりました。

物議を醸すようなイデオロギー対立
の原因はそれほど多くありません。意
見が合わないこともありますが、大半
のことについては合意できるはずで
す。たとえば、UberXが台湾でサービス
を開始したとき、（白タクだということで
賛成派と反対派の意見対立がありました
が）ドライバーを登録制にすることや保
険料を徴収することで合意することが
できました。

シェアリングエコノミーについての解
釈も、人によりさまざまです。知人だけ

で乗車する場合や単独で乗車する場合はシェアリングエコノミーに該当しないと主張する人がいる一方で、空いている車をマッチングするプラットフォームがあればシェアリングエコノミーに該当するという人もいます。

イデオロギーにとらわれてしまうと社会の進歩は止まってしまいますが、Pol.isシステムの直観的でない洞察を活かせば、意見の一致や価値の共有を促進することができると思います。まずは施策を実行して、そういったイデオロギー的なことは後から議論することもできるのです。

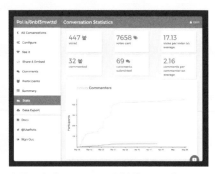

実際の台湾のPol.isの分析ダッシュボード
出典：https://blog.pol.is/pol-is-in-taiwan-da7570d372b5

石井注釈

ここでは、オードリーさんが第3次AIブーム以前の古典的機械学習（ディープラーニング以前の歴史あるAIモデル）を、Pol.isの議論データ分析に選んでいる点に注目すべきです。精度が十分でない場合、解析の中身のプロセスができるようなモデルを好んで使っています。

当然、最新のTransformerなど、ディープラーニングのニューラルネットワークモデルを使うことはできますが、政策は重要な意思決定という視点に立つと、プロセスがブラックボックス化しているニューラルネットワークは検証しづらいので向いていないのでしょう。

同時に、政策の立案はなかなか答え合わせ（＝AIの精度の検証）がしづらい分野であることにも起因していると思います。

繁体中国語という言葉の壁はあるとは思いますが、私としてもPol.isの素晴らしい仕組みとムーブメントがどうなっているのか、台湾国民がどう議論しているのかということは、しっかり時間を取って研究したいと考えています。既にPol.isはアメリカやイギリスで事例が広がっていますが、日本を含むアジア各国でも展開できないか模索したいです。

後半でオードリーさんに指摘いただいた、反直観的事実はとても重要です。通常、ある課題のアイデアについて問うと、支持・不支持という2つの意見が出ることが多いです。このとき、一致してない部分ばかりにメディア・国民・政局の注目が集まり、その調整に長い時間をかけている事実があります。そこで国民の総意をPol.isとい

う形で小さな声も拾いつつ統計的に分析すると、支持・不支持の折衷案や、全体最適とも呼べる第三案などの議論の落とし所がデータとして可視化できるのは非常に効率的です。

　これはスピード感を持った政治的意思決定、戦略立案、立法がデータサイエンスで可能になることを意味します。台湾ではその効果がしっかりと出ている点は非常に着目すべきです。

　日本は先進的な仕組みを急には取り入れられないかもしれません。自動運転、シェアリングエコノミー、遠隔医療をはじめとしたイノベーションに対する社会実装が、法律や政策が壁となって進まない例はごまんとあります。

　ところが、それは支持・不支持の決着がつかない中で、支持率や投票数ばかりを気にする政府がそれを決めあぐねているからではないでしょうか。Pol.isを使った迅速な国民の総意サンプル分析で議論を発展させ、その中の的確な落とし所と長期的展望の分析を短時間で決める仕組みが浸透すると、かなりの数イノベーションの社会実装が一気に進むはずです。

　確かにリーダーシップのあるカリスマ政治家はいます。ただそれは属人的であり、次に悪いリーダーが現れたときには、国家の成長はストップしています。このとき、Pol.isのような誰が政治のトップでも幅広く使える仕組みがあれば、国家と世界の発展には効果がありそうです。

―――――――――――――――――――――――――

—— **最終的にはデータサイエンスに基づく政策の最適化が可能とお考えですか。**

　確実に可能と考えています。社会全体に広く影響が及ぶにもかかわらず、見過ごされがちな問題があります。データサイエンスは、そういった問題を探し出すことができます。たとえば、私たちが今議論している気候変動のような問題です。

　問題がとても複雑で、解決策が単純でない場合、このような情報危機が起きます。多くの問題や解決策を一人の頭の中だけで同時に考えるのはとても難しいのです。

　その結果、人間は問題を単純化しようとして観点を一部に絞ってしまいます。本来同じ価値観を持っている人同士でさえ、着目する観点が違うとイデオロギー対立が生じてしまいます。

　その点、データサイエンスによる洞察では、過度に単純化することなく全体像が浮かび上がります。

—— **Pol.isシステムを運営する中で、他に興味深い事例はありましたか。**

　はい。たとえば、AIT（米国在台湾協会、事実上のアメリカ大使館）と協力して、国境を越えた人と人とのつながりを強める取組みをしました。

　これはとても物議を醸しているので

すが、私は英語ともうひとつの言語、たとえばフランス語を台湾の職場で使えるようにするべきと主張しています。この主張は議論を巻き起こしていて、あまり受けがよくありません。しかし、強く賛同してくれる人もいます。

英語の教育環境を整えなければならないという点では広く同意が得られています。職場で英語を使えるようにするというのも、同じ文脈です。

私たちは10年、15年後を見越して、現在の幼稚園児くらいの年代に向けて英語の学習環境の整備をする必要があります。彼らの年代は既に、英語で考えることに抵抗はありません。今では誰もがこのことに同意しています。今は一見物議を醸すことであっても、将来を考えて忍耐強く取り組めばやがて広範な支持を得ることができます。英語教育の例は、このことの重要性を示しています。

── ということは、データサイエンスを使えば社会の中の小さな声を拾うこともできるということでしょうか。

私たちが意志を持ちさえすれば、拾うことができます。

石井注釈

オードリーさんの洞察は、非常に大事だと思いました。政治の議論も、会社内の意思決定のプロセスであっても、私たちは全体の声をバランスよく一気に把握できないことが多いです。どうしても声の大きい人の意見が採用され、大事であるにもかかわらずその声が小さかったばかりに採り上げられない意見は多くあります。

SNS、特にTwitterも、確かに民意の一部は反映しています。マスメディアが取り上げたり、政府も活用したりしています。これとPol.isの違いは、台湾のPol.isは個人IDと紐付け、場合によってはプロフィールを含め政府のサーバーで管理しているため、時系列でIDごと・グループごとの意見を解析できる点です。より正しく幅広いデータサイエンスが適用でき、民意データをフル活用できます。

Twitter分析のようにデータの表層をなめるだけではなく、Pol.isのように根本的な分析がマクロ・ミクロ両方の視点からできればより社会は発展します。

オードリーさんが英語教育・フランス語導入の事例を挙げていますが、それぞれのイシューがどの属性グループにどのように受け入れられているのか、本当の意味で10年、15年先の国家の発展を見据えて戦略決定ができているか、的確にわかると思います。

フランス語の導入は、かなりの物議を醸しそうです。ただどの層がフランス語の導入について賛成をしているのかというファクトをつかむことで、フランス語導入の真のメリットが理解できない平均的な一般市民の反対を押し切ってでも導入する、という思い切った意思決定ができるのではないでしょうか。つまり、投票は一人一票で平等ですが、匿名情報であるが故に、プロフィール情報と紐付けた"意見の重み付け"は

通常はなされていません。そこを補完するのがPol.isだと思います。

　台湾政府はデータに基づいて、オードリーさん主導のもと、しっかりとしたエビデンスをもとに、大胆で未来を向いた長期的な政策決定が実行できているはずです。特に政府に限らず、より抽象的な意味での類似の仕組みは企業内の意思決定でも使えるものだと思います。

噂情報の真偽鑑定クラウドソーシングプラットフォーム

—— 次の質問は、台湾のg0v(gov zero)チームからのものです。タイのファクトチェックプラットフォーム（真偽判定システム）「Cofacts」は、現在GitHubで最もアクティブなリポジトリ（注：ソースコードの保管場所）のひとつです。このプラットフォームでは、利用者は噂のファクトチェックをクラウドソーシングすることができます。投稿すると平均60分で結果がわかります。このシステムを使えば、パンデミックで起こる偽情報によるパニックを止めることができます。どのようにしてこのアイデアを思いついたのでしょうか。それと、このオープンソースとクラウドソーシングを組み合わせた仕組みを他の国に普及させるには、どうしたらよいのでしょうか。

台湾のCofacts HP
出典：https://cofacts.g0v.tw/

Cofactsチームは既に普及を進めています。たとえばチュラーロンコーン大学では私たちがワークショップを開催しました。よろしければ「Cofact.org」(https://cofact.org/)を訪れてみてください。

ここを訪れると、実際は"Cofacts"リポジトリにある試運用バージョンのタイ語版に飛びます。つまり既に世界中、特にタイで広まっているのです。素晴らしいことです。

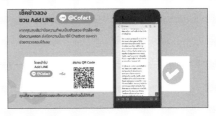

タイにも広がったCofacts
出典：https://cofact.org/

ですが、実際にこのチャットボット（Cofacts）の開発に一番貢献したのは、プロジェクト共同設立者のリアム・G・ジョンソンという人物です。ニックネームは「MrOrz」です。彼はとても大きなチームをまとめ上げ、初期バージョン

の開発を成功させました。彼にも話を聞くことをお勧めします。このプロジェクトに関して私は支援者という立場で、全面的に関わってはいないのです。

石井注釈 〜〜〜〜〜〜〜〜〜〜〜〜〜〜〜〜〜〜〜〜〜〜〜〜〜〜〜〜〜

　台湾零時政府プロジェクトの中で最もアクティブなリポジトリである「Cofacts」という仕組みは、日本でも導入したいもののひとつです。市民ハッカーのシビックテックなので、誰か市民のリーダーが立ち上がり、イニシアチブを持って広めなければなりませんが、パンデミック下の偽情報によるパニックに対するよい解決策になると思います。

　クラウド上にあるファクトチェックのクラウドソーシングは、ウィキペディアの共同編集機能に少し似ています。いろいろな疑わしい事実がフォーラム上で投げられ、真偽のほどを時間の空いたソースコード改善の貢献者（コントリビューター）や専門的な知見を持ったボランティアがチェックすることで、平均60分で真偽判定できるのはとても効率的です。社会の混乱を招くような得体の知れない噂話に対して、悪い情報としてラベル付けができることは、大きく社会の役に立つはずです。

　拡張していうならば、パンデミックに限らず、災害・事件・芸能人の噂話などに関しても、このようなファクトチェックの仕組みが広がれば、よりよい快適な社会が実現できるでしょう。たとえば写真週刊誌などにより、いわれのない悪い噂が広められ事務所を辞めてしまったり、自殺に追い込まれてしまったりする芸能人もいます。この場合もファクトチェックのCofacts的な仕組みがあれば、かなり本人の助けになります。

　5chも似たようなファクトチェックの仕組みを持ってはいます。ただ5chは議論がネガティブな方向に偏りがちです。また、ウィキペディアも似たような仕組みを持っていますが、ウィキペディアは『広辞苑』のような辞書のリプレースという目的にしか使うことはできません。

　もう1点、Cofactsのタイへの広がりは素晴らしい取組みだと思います。逆にいえばタイ以外の事例は、まだ非常に少ないです。したがって、日本もこの仕組みを導入すれば、より社会がよくなり、安全になることは間違いありません。このような政府支援のもとでのファクトチェックの仕組みを利用すれば、よりよい正しい社会を実現できます。悪い噂が広まっている場合、その検知もできるので、警察・防衛にも使えるインフラになると思います。

〜〜〜〜〜〜〜〜〜〜〜〜〜〜〜〜〜〜〜〜〜〜〜〜〜〜〜〜〜〜〜〜〜〜〜

たった200行で効果的なアプリを作れる秘訣

—— 次の質問は少し技術的なことです。オードリーさんは天才プログラマーとして有名です。GitLab Taiwanのエンジニアである友人から伺ったのですが、

オードリーさんはわずか200行のコードで、驚くほどパフォーマンスが高いアプリを作成したことがあるそうですね。軽量で効果的なコードを書くための秘訣があれば、3つほど教えていただけませんか。

　1つ目は、デザインやグラフィック、アイコンなどを除外した、コアとなる機能のみが書かれたコードをコミュニティと共有することです。私はコードを公開するとき、「このコードは暫定版なので、プルリクエスト（注：自分が更新したコードをオーナーに通知し、本番コードに反映させてもらうこと）をお送りください」といいます。そうすれば、他の皆さんが（修正時の心理的ハードルが下がるため）貢献しやすくなります。それからもうひとつ。本当に重要なことは、単独で作業するのではなくクラウドで作業することです。

　2つ目は、社会的によさそうなプロジェクトかどうかを初期段階で見極めることです。コードを書き始める前にreadme.txt（注：GitHub上のコードの取扱いや全体の構成説明文）の文面を考え、プロジェクトの企画全体を想像し、プロジェクト名とハッシュタグを考え、不特定多数の人が社会的意義を認めて開発に参加するように動機付けるには何をするべきか、といったことを考えるのです。

　3つ目ですが、相手を多くの同意書で

縛る代わりに、活躍の場を与えることを大切にしています。これは「Radical Trust（根本的な信頼）」と呼ぶ方法論です。相手はGitHubで自分が実施したcommit（注：GitHubなどで変更を反映する操作）に問題があるとわかったら、自らrevert（注：GitHubなどで変更を取り消す操作）することができます。

　許可を得ることは謝ることよりずっと難しいことです。だから、取りあえず進めてもらい、もし間違ったら一言「ごめんなさい」といって修正してもらえばよいのです。

　私自身もこれまで、誤字脱字を含め、些細なミスをいろいろしてきました。しかし、もし皆があなたの許可がないと動けないとしたらどうでしょうか。その場合、それがプロジェクトのボトルネックになってしまい、あなたの負担が減ることもありません。あなたがその気になれば、他の人に委任することさえも委譲することができます。

―― その通りですね。オードリーさんが言及された「Radical Trust」に大変興味を持ちました。「Radical Trust（根本的な信頼）」と「Trust（信頼）」の主な違いは何でしょうか。

　「Radical Trust」の意味するところは、参画する権利の委譲です。たとえば、Raku（注：ラリー・ウォールが提唱。Perl 6から改称）というプログラミング言語を使いやすくするために、最近私はPugs

（注：Haskellでできた Raku（Perl 6）の処理系（コンパイラおよびインタプリタ）。オードリーさんが提唱）の実装を行いました。その際、私は共有リポジトリへのプッシュ権が必要だったので、Perl や Haskell の関係者だけでなく、Python の生みの親であるグイド・ファン・ロッサムにもそれを伝えました。

ご存じの通り、Perl 6を巡ってはフォーラムに（Perl 5の正統な後継でないという）批判的なコメントがしばしば書かれますが、私たちはたいていの場合、「権限があります」とだけ返信します。

あなたも開発に参加して、よりよいものにすることができます。進化が続くのは、元のバージョンから改良版を生み出す人のおかげです。直前に変更が行われたばかりであっても、もっとよい案が見つかったなら直ちに改良を施すべきなのです。これはウィキペディアと同様で、IPアドレスを持っている人なら誰でも改良することが可能です。もし間違った変更をしてしまったら、後から謝ればよいのです。

石井注釈 〜〜〜〜〜〜〜〜〜〜〜〜〜〜〜〜〜〜〜〜〜〜〜

私の質問は天才プログラマーである、オードリーさんのコードの書き方のお作法や、文法を作るときの注意点などを期待していました。いわゆるプログラミングの教科書でいうきれいなコードの書き方などです。

オードリーさんの答えは予想に反して、他人の力をフル活用するというものでした。回答には、一般的にオープンソースといわれているような経験が反映されていると思います。つまり、自らのオープンソースへの貢献や、プログラマーとしての経歴を活かして、人間の心理を深く洞察し、オープンソースへの貢献を加速するためには、どのように協力者にアプローチし、どのような情報公開をすれば助けてもらいやすくなるかということを、深く考えていらっしゃると思いました。

たとえばGitHubの文章を作るときに、「この文章はまだ暫定的なものなので、コメントをぜひお願いします」といった一言を添えるだけで、コントリビューターの数がおそらく数倍、数十倍違ってくるということを、オードリーさんは経験則からおっしゃっています。

また、私が質問したラディカルトラストというのは非常に面白いコンセプトだと思いました。GitHubリポジトリに貢献する人の心理的なハードルを下げ、より安心して間違いを犯すことができるようなアプローチです。

GitHub、クラウドファンディング、NPOプロジェクト、Techスタートアップであっても、情報公開し協力者の支援を仰ぐといったことは世の中で広く行われています。そんなとき、より多くの協力者の申し出を集めるために、より協力しやすくなるようなメッセージを発信できているかを私たちは通常研究しません。

もしそこにプロジェクト成功のヒントが隠されているとしたら、IT・非ITの幅広いプロ

ジェクトで、メッセージの発信の仕方をオードリーさんのように研究して磨くことは、大きな意味があるはずです。善意を持ってプロジェクトに協力したい人であっても、人間だったら間違いを犯すことを恐れます。その心理を理解することが大切なのでしょう。「これは間違いを犯してもいいんですよ」と直接的な表現でいうのではなく、少し冗談ぽく語りかけたり、「私の考えもまだ甘い部分があるんですよね」という謙遜した態度を表明したりすることで、より周りが助けやすくなるはずです。

スーパースターの天才的なリーダーは、時にピカピカのブランディングをしてプロジェクトを推進します。けれども、「足りないところがあるので非常に困っています。助けてください」と頭を下げるようなアプローチのほうがより効果があるのではないでしょうか。

次の質問で、"何事もデザインできる"＝目標の達成に向かってプロセスとアウトプットを試行錯誤しながら最適化できる、ということをオードリーさんはおっしゃっています。まさにこのオープンソースコードの力を使って、短いコードでよいアプリを作るという話そのものに、そういったプロセスの工夫の要素が詰まっています。このことは、オードリーさんが目的達成のために、業務フローそのものをデザインする過程で生まれた知恵なのではないでしょうか。

台湾ではエンジニアリング＝プログラムデザイン

—— 関連して質問があります。景気後退の影響もあって、日本ではITエンジニアを目指す人が増えています。ITエンジニアは高給取りで、場所を選ばずリモートで仕事ができるからです。このようなITエンジニアの新人や志望者を応援するためにメッセージをいただけますか。

台湾ではソフトウェアエンジニアリングとは呼ばず、プログラムデザインと呼んでいます。意味するものは同じなのですが、異なるイメージがあるからです。

エンジニアリングというと、機械と対話する人のことを思い浮かべます。しかし、デザイナーというと、主に人との

やり取りをする仕事をイメージします。そしてもちろん、プログラミングの仕事には、人との仕事と機械との仕事の両方が含まれています。コードは機械に読まれるだけでなく、人間にも読んでもらえるようにしなければなりません。このようにプログラミングの仕事には2つの側面があるのです。ソフトウェアエンジニアという言葉が片方の側面だけしか持っていないということではないのですが……。

プログラマーの方にはぜひデザイン思考、コンピューティングスキル、科学的思考の重要性を認識してほしいです。デザイン思考ができると、人が持つさ

まざまな価値観を探り、その多様性の中から共通の価値観を定義する方法を学び、さまざまなプロトタイプに合わせた開発を並行して行い、最終的な作品を納品する方法を学ぶことができます。さらに、他の人に参加してもらうことも学べます。そういったことがデザイン思考です。

―― 典型的なバックエンドエンジニアや機械学習エンジニアがデザイン思考を身に付けるにはどうしたらよいでしょうか。デザイナーでなくてもデザイン思考を学ぶことができますか。

プロのデザイナーにならなくてもデザイン思考は身に付きます。仲間とわかり合い、取組みを定義し、問題を再定義して、革新的なソリューションを作成することの反復によって培われます。

たとえば、インタラクションデザインの基礎やデザイン思考についての説明を読んだり、参考文献を探したり、コミュニティに参加したり、といったことができると思います。デザイン思考は常にアイデアから始まります。このアイデアは多くの場合、私たちの生活の一部です。物事をよりよくする方法について日頃から考えていれば、アイデアが自然に浮かび、実現させることができます。他の人に意見を求めることもできます。

それがインタラクションデザインの基礎で、問題解決の道筋を教えてくれま

す。もしご興味があれば、「interaction-design.org」のビギナーズガイド（https://www.interaction-design.org/courses/design-thinking-the-beginner-s-guide）をご覧になってください。すべてのレッスンを見る必要はありませんが、概要を見ればデザイン思考の学習法がわかると思います。ユーザーインターフェイス（UI）やユーザーエクスペリエンス（UX）の観点、フロントエンド開発者やユーザー、研究者の観点から学ぶことができます。デザイン思考は、多種多様な観点を糸口にして学び始めることができます。

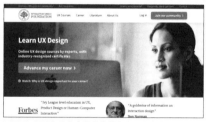

INTERACTION DESIGN FOUNDATION HP
出典：https://www.interaction-design.org/

―― デザイン思考についていろいろ気付きがありました。中でも今日の最大の学びは、UI / UXデザイン以外にもデザイン思考を適用できるということです。機械学習やバックエンド開発など何にでも適用できるのですね。

はい、その通りです。機械装置の設計やCADもデザインの一種です。さまざまなことにデザイン思考を適用できます。

石井注釈 〜・〜・〜・〜・〜・〜・〜・〜・〜・〜・〜・〜・〜・〜・〜・

　台湾ではエンジニアリングのことを、プログラムデザインと呼んでいます。そしてオードリーさんはUIやUXがなくてもデザインができるとおっしゃっています。たとえばAI・機械学習に関しても、無形ですがデザインができます。ユーザーの気持ちになってプロセスを改善しようと学ぶ姿勢そのものが、エンジニアのスキルを磨き、目標達成のために、より広い視野で成長するプロセスであると、オードリーさんは教えてくれました。

　私たちはデザインといえば、建築・アート・アプリのUI・雑誌の表紙といった形のあるものに目を向けがちです。広義のデザインは、もしかしたら目標達成のために、計画推進のプロセスを研究し、アウトプットを何回も試行錯誤し、実験を繰り返して最適化するともいえないでしょうか。

　そう考えれば広義の意味では、次のようなこともデザインできるはずです。

・パンデミックにおける国家の対策
・夫婦の関係を良好にし幸せな人生を送るための戦略
・就職活動のプロセス
・受験勉強のプロセス
・金メダルを取るためのオリンピック選手の練習プロセス
・地球を永続的に発展させるための人間の活動

　このように考えると、人類全員 (あらゆる年齢・職業) が広義のデザインを学び、それぞれのプロトタイピング作りと試行錯誤を通じて、目標達成に向かってより高いクオリティのアウトプットを出そうとすると、社会全体がよくなると思います。

　たとえば、私の会社であれば次のようなことがデザインできます。

・社長としての私の行動
・資金調達するときの財務戦略
・エンジニアチームの組織形態
・日々のプロジェクト進捗管理
・リモートワークの働き方
・よりメンバーが幸せになる福利厚生

　毎日こういったデザインを繰り返す会社と、まったくデザインをしない会社とでは、5年後の決算で大きな差が付くと思います。プロジェクトの目標が大きいと、デザインのプロセスは永遠に終わらないともいえるでしょう。そして、永遠に終わらない会社こそ、永遠に成長できるともいえます。

　皆さんの周りでも、身近ないろいろなことがデザインできるのではないでしょうか。会社に限らず、周りのプロジェクトやプロセス、たとえデザインスキルがない方でも、絵が苦手な人も、ぜひ広義のデザインをしてほしいと思います。

〜・

成功したマスク在庫状況アプリのオープンソース化と韓国への波及

//

―― 最後の質問は、オードリーさんが実現したマスク配給アプリとデータの視覚化についてです。これは誰もが称賛していますね。技術的にいえば、このシステムの構築にはパブリックAPIとオープンデータが不可欠だと思います。ICFPで行われた基調講演で、オードリーさんは韓国の例に触れていましたね。韓国では同様のアプリを構築しようとして実現できず、薬局の在庫データAPIはないそうですね。その他の国や大企業は、このオープンデータの動きを進めることができているのでしょうか。たとえば、大企業にパブリックAPIをもっとたくさん提供してもらったり、シビックテックハッカソンをサポートするための予算を多く割り当てたりなどです。

はじめに、2020年2月上旬、台湾では薬局向けAPIが公開されました。その時点で韓国にはまだ同様の在庫データAPIはありませんでした。

しかし、g0vのSlackチャネルで台南市のエンジニアが、彼が持っていたAPIを韓国の人たちに共有したのです。その後、ソウル市は3月頃に同様のAPIを公開し、韓国のその他の都市も続きました。

これは、ほんの数週間の出来事です。3月中旬までには普及していたと思います。現在彼らは、マスク配給システムと連動したマップを持っています。

私はビデオ会議を通して韓国の開発者に会いました。中には15歳くらいの方もいました。素晴らしいことです。今回、韓国政府は慣例にとらわれませんでした。そしてシビックエンジニアたちは、台南のAPIを使うことでスクラッチ開発することなくマップ作成を成し遂げました。台南のエンジニアは韓国語を話せませんでしたが、JavaScriptが共通言語となりました。JavaScriptによるコラボレーションがうまくいった例だと思います。

日本のシビックテック団体「Code for Japan」も東京都と協力してCOVID-19ダッシュボードを作りましたね。彼らはオープンソースで作業しているので、台湾g0vのメンバーも国際化と台湾語への翻訳（ローカリゼーション）を支援しています。私も個人的に手伝っています。

オープンソースであり、GitHub上で行われている限り、もはや国境を意識する必要はありません。韓国にいる人、台湾にいる人、日本にいる人、どこにいる人であっても、JavaScriptを話す人なら誰でもAPIを共同設計できます。そして政府は、基本的にそこでの作業結

果をすべて受け入れます。いわば逆調達で、政府がしなければならないのはAPIの安定性に対する保証のみです。他に必要なことは何もありません。

—— **他の国からマスクアプリについて協力要請はありましたか。**

ありました。そして、ただ単にAPIをコピーしようとするだけではなく、市民主導の開発という台湾モデルに注目が集まっています。従来は政府のITサービスを市民主導で作ることに理解が得られなかったのですが、驚くべき変化です。

たとえば、東京都の新型コロナウイルスのデータ可視化は東京都ドメインで運用されています。しかし、データの実体は依然としてGitHub上にあって、人々がプルリクエストなどを行っています。つまり、東京都のドメイン名が付いているけれど、実体は他の多くの都市にも分散していて、世界中で開発されていることになります。

—— **なるほど。ありがとうございます。これで私からの質問は終わりです。回答に感謝します。**

石井注釈 〰〰〰〰〰〰〰〰〰〰〰〰〰〰

最後はオードリーさんの新型コロナウイルス対策の中で、最も有名なマスク在庫状況シェアアプリのお話でした。各薬局のマスクの在庫のAPI（コロナウイルス対策商品の在庫のリアルタイムデータが簡単にアプリのフロントエンドとつなげられるデータベース連携の仕組み）が提供されているかどうかが、アプリを開発できるかどうかのキーになると私は考えていました。

当然日本のような保守的な国では、薬局の在庫データがドラッグストアチェーンの垣根を越え、横串でつながり、一般公開が許されるような状況は考えにくいです。ところが、上記に出てくるg0vメンバーの活動によって、本来は難しかった韓国でも、台湾同様のマスクアプリが実現したとオードリーさんはおっしゃいました。難しい状況下にもかかわらず、このプロジェクトが韓国にも飛び火したことは、希望の光だと思います。日本で無理と考える私も甘いのかもしれません。

個人的にもこのg0vおよびCode for Japanのシビックテックの取組みは素晴らしいと思っています。オードリーさんのもくろみも、このような公的事業に近いものを、あえてオープンソースとして政府の外でg0vとして管理することで、政府の許可を得ずに開発が進められるというスピードメリットを重視しているのでしょう。

2020年時点では若干未来的過ぎて、g0vのコンセプトは一般の方には理解しにくいかもしれません。オードリーさんはそこもお見通しで、長期的な世界への種まきとして、他国との共同作業プラットフォームをオープンソースで仕込んでいるのでしょう。社会とITリテラシーの進化が追いついてくれば、各国で一気にg0vとg0v的な協業の社

会インフラとなり、社会問題解決アプリが加速度的に世界中に広がっていくでしょう。

　g0vのメンバーとの対話でわかったのですが、繁体中国語のドキュメントという縛りから、現状はg0vをベースにしたアプリは主に台湾と香港に限られ、英語圏や日本には広がっていません。この意味でg0vプロジェクトには、世界市場への広がりという大きな可能性が残されています。

　通常、私も含めて政府の文句をいいたくなるのが国民感情です。その際、オープンソースを通じ、世界のどこにいても自国の社会変革に貢献できるg0vの仕組みがあれば、たくさんの人が国境を越えてアクションを起こすことができるでしょう。

　たとえば、日本のスタートアップでIssueHuntという仕組みがあります。GitHubのIssueのコーディングタスクをチケット化して、それを消化してくれた人に報酬が出る仕組みです。賞金稼ぎ的なノリで、コーディングの納品が速い人には追加ボーナスが支払われます。

　もし社会貢献性のあるアプリの開発に対して、そのミッションに共感した大企業、たとえば社会貢献プロジェクトに予算を割く保険会社のCSR予算からの拠出金があれば、各Issueに対しての報酬の原資ができます。オープンソース側は、スポンサーの参加により負担金がかかることなく開発スピードを上げられます。このようにさまざまなオープンソースや資金提供の仕組みをマッチングすることで、世界中から多数の市民ハッカーが集まり、社会変革アプリが一気に立ち上がる未来も近そうです。

　新型コロナウイルスでリモートワークが広がり、地方や海外に在住してお金を稼ぐ方法や、コーディングスキルを磨きたい人が増えています。そんなとき、g0vをはじめとした社会貢献プロジェクトがあり、かつ大企業のスポンサー料でコーディングのアウトプットごとに細かく報酬が支払われる仕組みが構築できれば、市民ハッカーを本職として、世界中を旅しながら稼ぐという新しい職業も生まれるのではないでしょうか。

インタビューの模様は下記URLからご覧いただけます。
https://www.ishiid.com/covid

感染してわかった新型コロナウイルスの恐ろしさと今後への気付き

　2020年4月、私（石井大輔）は新型コロナウイルスに感染し、10日間の入院生活を余儀なくされました。ここでは、当時の体験記と患者目線からあるべきテクノロジーについて語っていきます。

患者目線の不安からビジネスパーソンとしての対処法まで

　2020年4月2日、新型コロナウイルスに感染しました。感染経路や原因はわかっていません。外出は最小限に抑えていましたが、今振り返ると不十分だったのかもしれません。

　ここからは発熱日を1日目（2020年4月2日）として、時系列で当時を振り返っていきます。

コロナ感染から入院

1日目

　発熱（39度くらい）と倦怠感、途中から咳が出だし、味覚がない症状。新型コロナウイルスの可能性もあるため、妻と別室で過ごす生活に。

5日目

　高熱が4日続いたので、目黒区保健所の指示のもと、地元中目黒の内科にて診断。入口が別の発熱外来だった。レントゲンで肺炎が判明し、その場でPCR検査を予約。

7日目

　目黒区のT病院にてPCR検査。新型コロナウイルス患者は別入口。医師と看護師は全員防護服着用。若い方々の人手が足りない現場で一生懸命頑張っている様子が伝わってくる。待ち時間は長く2時間。

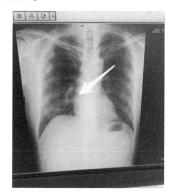

私のレントゲン写真。矢印の部分から肺炎になっていることがわかる

8日目

　本書の著者の一人でもある河野健一医師にチャットで相談する。PCR検査結果

が即日出ない件や、調子が悪くなったら自分から即入院すべきなど、適切なアドバイスをいただく。

10日目

　PCR検査の結果、陽性と判明。即目黒区保健所より入院の指示。都内のT医療センターに即日入院。移送は公共交通手段が使えないので、保健所が手配した専用の防護タクシー（普段はさまざまな特殊医療輸送をアウトソーシングで受けている会社）が迎えにくる。3人の患者が無言のままそれぞれの病院に。ドライバーは防護服を着用。個室に入院。肺炎ではあるので、ある程度重症化の危険を考えてくれた模様。

　印象的だったのは担当医師の最初の一言。

　「この病気は治療法が見つかっていないんですよね」

　そりゃそうですね。ニュースを見ていればワクチンは研究中で、世界のどこにもないことはわかっているのですが、いざ自分のこととなると、対症療法で様子を見るしかないという治療は患者にとってかなり不安なことに気付く（ちなみにアビガンは先生の方針で使わなかったです。私が望めば試せたかもしれませんが、熱も出ていたし交渉の気力はありませんでした）。

　「今後の可能性を含め、先に同意をもらってよいですか？」と担当医師から聞かれ、同意した書面は、人工呼吸器使用・身体の束縛許可・ECMO（人工呼吸器よりさらに命に関わる場面で使う大型の医療機器）などの許可を求められるものだった。サインはするが紙が汚染されているので、院内感染を防ぐために病院は受け取ることができない。許可をもらった旨を主治医から妻に連絡。一歩間違ったら死ぬコースなんだな、と実感。

　弊社のAIのコミュニティ（Team AI）で医療統計の方などがよく口にする、「医療の現場で患者と対峙する際は、統計的な物言いはNG」というのを実感する。「80%の人が軽症で、20%の人が重症で、うち2〜5%の人が死亡」というのはニュースを見ている人や統計を発表する国の目線であって、実際に自分が感染すると、自分が生きるか死ぬかの2択となるのが実感。あくまで白か黒かの世界なので、何%の確率で自分はこうなるんだな、と客観的には患者本人は考えられないことが多いと思った。

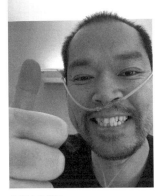

入院中の様子

回復から退院

11〜17日目

　幸運なことに症状は悪化せず、快方に向かう。相変わらずこれといった薬は飲んでいない。途中から個室から大部屋に移る。喫煙者でもないし、持病もないし、免疫も低下していないし、バスケ部出身だから肺が強いのかも、などなど素人の仮説は立てるが、医師から見ると何も特定できず、単に運がよかっただけ。

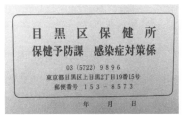

感染すると勧告や公費を使うための申請書類が届く

　悪いニュースとして、ほぼ無症状ながら、妻も家庭内感染してしまい彼女も目黒区T医療センターに入院（私は東京北部のT医療センターなので別）。感染しないように気を付けていたが、やはりそうなるか……。

18日目

　主治医から、症状が軽くなってきたので、軽症者用の病院に移ってほしいと依頼があった。行き先はT病院。東村山市で志村けんさんのご実家から歩いて15分の病院で、このご縁を光栄に思った。退院後ちゃんと社会に貢献しないとバチが当たる。

19日目

　新しい主治医から、東京都の保健所の退院基準が本日変わったと説明を受ける。これまではPCR検査陰性判定2回が必須要件だったが、陽性が続き退院できない人が続出し、病院に居残ることで病床のキャパオーバーが発生しているため、症状が出ていない人は自宅隔離を許し、管理を各保健所の電話インタビューに切り替え外出禁止にする、というオプションが可能になったとのこと。元気にはなったし、仕事はしたいと思い、この選択肢を選ぶ。

20日目

　退院。自宅隔離スタート。外出はせず食事も全部デリバリー。仕事は徐々に再開。目黒区保健所からは毎日「体調はどうですか？」「外出してないですか？」と親切な電話がかかってくる。さまざまな人の相手をするのは大変そう。

24日目

　妻はPCR検査で陰性という結果がなかなか出ず、まだ退院できない（私の病院と地域が違うので退院基準が違う）。私自身は入院から14日経って症状なしとみな

され、保健所から就業許可が出る。

　このように医療現場の新型コロナウイルス対応の大変さは、患者目線ではありますが、ある程度理解できました。院内感染リスク、物資不足による危険、体力的な限界などなど、実際に目にしたので、フロントに立っている医療従事者の方々には本当に頭が下がります。

　うつさない・もらわないをキッチリ実現するためには、やはり一切出歩かないのが一番いいです。それは理論上感染リスクがゼロになるからです。感染前は私も甘かったので、「ここは人が少ないのでリスクは少ないはず」「こういった方法だと感染しにくいから大丈夫」などと素人仮説を立てて行動していました。退院した今、こういった素人仮説が一番自分にとって危険なことがわかりました。おとなしく家にいる、これが一番です。

　あとは医療従事者・生活インフラ業界の皆さんにこれ以上負担をかけない。つまり自分が感染すると皆さんに負担がかかるので、大人のマナーとして感染しないようにする、という考え方も大事かと思いました。

　医師や看護師をはじめとして、政府、行政、交通機関、配送会社、その他、緊急事態宣言下の私たちの命と生活を支えてくださっている人がいらっしゃり、自分に何かあるとその人たちにリスクと負担を強いるからです。

新型コロナウイルス感染者目線から考える、現場が欲しかった12のテクノロジー

　ここまで、私の新型コロナウイルスの感染記を述べてきましたが、ここからは当時の私の経験を振り返って、患者目線での"あったらいいな"ITツールを記します。やはり、現場を経験しないと見えないニーズがあるのではないかと思っています。

感染者が多い地域の時系列ヒートマップ

　ウェブサイトの分析に使われるヒートマップは、新型コロナウイルスの感染者情報と位置情報を可視化して、一般市民に向けて発信するのにとても向いているユーザーインターフェイスだと思います。たとえば、感染者の多い歌舞伎町は赤、少し発生している地域は緑、発生のない地域は透明など、1日ごとの動きを時系列でアニメーション表示できたらもっとよいと思います。

　特に新型コロナウイルス流行初期の時点では情報が錯綜していたので、どこに近づいてはいけないか、という情報はかなり重要でした。明確にそういった情報の公開は政府からはありませんでした。他方で上記のようなヒートマップは内閣府の内部では活用していたのではないかと思います。映画『シン・ゴジラ』の中で登場するゴジラ対策本部も、地図を広げて議論していましたし、やはり位置情報と全体図を把握するというのは、あらゆる事案に対策を打つ際に大事だと思います。これは市民レベルでも同様です。

　一方で、差別や嫌がらせなど地域の風評被害には配慮しなければなりません。真っ赤になってしまった地域の方にとっては非常に微妙なアプリであり、反対運動も起こるでしょうが、データの可視化をパワフルに活用した事例にはなると思います。

政府公式の新型コロナウイルス状況情報公開＋1秒でわかるデザイン

　私が新型コロナウイルスに感染した2020年4月時点では、情報の整理自体がまだ非常に困難だったと思います。だからこそ、感染症の専門家、医療統計の専門家、政府・行政らの一体化した情報発信が（リスクや一部の情報欠けがあっても）必要であったと思います。

　これはITツールという見方もできますが、要するにデザインの話ではないかと

思います。台湾のケースを研究してわかったのですが、台湾ではミーム（面白画像）と呼ばれるような犬や首相のアイコンなど、漫画レベルの非常にわかりやすいデザインのユーザーインターフェイスを使って情報を国民に説明しました。これにより、1枚の漫画のような形で1つの情報、たとえばトイレットペーパーが枯渇しないのはなぜかということを、1秒でわかる形で安心感を与えることに成功しました。小学生からシニアまでわかる、紙芝居のような形式で表現できていました。

　他方、今回の新型コロナウイルスで混乱が生じたきっかけとしては、医学と統計の両方について、政府の公式情報を待たないと信頼できるものがなかったというところではないでしょうか。

　政府の発表も3月・4月の時点では非常に難解な専門用語（カタカナや画数の多い漢字）を使い、国民に医師の目線で伝えるしかなかったという状況があったと思います。

　台湾と差がついた原因は、デジタル担当大臣オードリー・タンさんの活躍もあり、そこに情報のギャップが生まれると国民が混乱するところを、心理学的に政府が見抜いていたからだと思います。同様に、プレゼンテーションが上手だったのはイギリス（医療統計に基づいたわかりやすいデザイン）やニュージーランド（首相が感染症専門家とQ&A形式でInstagram上で発信）などの事例がありました。

一般市民向けマスクの供給アプリ

　ドラッグストアからマスクが欠品したり、インターネットで法外な値段で売れていたりしたことがありました。成功事例としては台湾があると思います。彼らがどのようによいドラッグストアの在庫データと連動したのか、その後実際のマスクの供給サプライチェーンとどう連動したのか、というデータ連携と公開APIの事例は非常に興味深いテーマです。

　同時に台湾の仕組みのよい点は、どこのドラッグストアにどのような在庫があるのかを、誰にでもわかりやすいヒートマップの色で表現していたことだったと思います。日本のマイナンバーに当たる国民のID番号も活用し、1人の国民が2週間に3個しか買えないようにするといった細かい供給のコントロールも必要となります。この点はマイナンバー制度が完全に成功していない日本では実装しにくいかもしれません。

新型コロナウイルス患者対応コールセンターへのチャットボットの導入

　新型コロナウイルスの不安が募る中で、東京都のコールセンターが明らかにつながらない状態が長く続いていました。解決策としては、問い合わせがあったらいったんウェブに誘導し、チャットボットで回答するやり方を導入することです。問い合わせの大半はよくある質問なので、Yes/No形式のチャットボットによって解決できる可能性もあったと思います。

　他方で命に関わる情報をチャットボットでさばいていいのかという議論もあると思います。保健所を含め、トラブルになるので医療関係の対応は文書に残らないようにする文化はあると思います。しかしながら、いずれにしてもまったく電話がつながらないという状況では不安ばかりが募ってしまうので、ここは銀行の窓口営業時間を教えてくれる程度の簡便なチャットボットでも、かなり役に立ったのではないかと思います。

保健所の支援ツール

　保健所には実際に患者となった私たち夫婦は大変お世話になったので、彼らの気苦労と、どれだけ細かい配慮をもとに患者と社会に対応されているかが身に染みてわかっています。たとえば、私たちの住んでいる目黒区には目黒区保健所があり、各行政機関に紐付いています。その中でスーパーバイザーとして医師の常駐が必要になります。つまり、医師の医療知識をもとに行動し、区民とコミュニティの健康を守ることが使命となります。

　保健所の仕事には感染してから入院するまでのフローの支援と、退院してから回復するまでのフローの支援があります。前者では、目黒区のクリニックで陽性反応が出てから、毎日保健所から電話がかかってきて熱と咳の状況についてヒアリングがありました。これが東京都が定める基準に達した日に、即日防護タクシー（救急車は使えないので防護服を着た運転手が乗車している特殊タクシー）の手配をしてくれました。こういったタクシーの手配もマニュアルだと思うので、クラウドで手配システムがあればもっと効率化できる業務があるかもしれません。

　これらは個人情報に配慮した電話でのヒアリングになりますので、書き起こし技術で楽になる点もあったかもしれません。そして退院し、自宅に戻ってからも、毎日保健所から電話で健康状態をチェックされました。ここの部分にも医療の知識を持った保健所の女性から懇切丁寧な優しい電話があり、真心を本当にありがたいと思う反面、ITを活用することで楽してほしいと思いました。

金儲け主義ではないPCR検査キット

　PCR検査キットについては、IT企業を含めさまざまな企業の参入がありましたが、中には値段が高過ぎるものや、マーケティング優先で作られており、SNSやワイドショーで自分の名前をバズらせて売上げを作ろうという意図が見え隠れするものもありました。

　特に3〜5月のような混乱期にこのような行動をすると、やはり国民の反感を買うと思います。当初の意図が社会を救おうという正しいものであったとしても、なかなかそのようには受け取られないものだと思います。他方で税金を投入して公費で賄うというプロジェクトであればかなりやりやすいものかもしれないですが、そんな予算が急に下りてくるわけでもなかったので、企業として事業立ち上げのようなことを考えるのであれば、いささかの営業色が入ってくることも仕方がないと思いました。

　あと1点は信憑性の問題で、いくつかのPCR検査キットがTwitter上で炎上しましたが、善良な医師から見てエビデンスに欠けるソリューションは販売してはいけないと思います。他方でTwitterは荒れやすいのも事実ですから、Twitterがまったく荒れない状態でPCR検査キットの販売を推進することも不可能であり、このあたりのバランスも見極めが必要だと思います。

防護タクシーの手配

　防護タクシーの手配は、実際に入院した人しかわかりませんが、私の場合は3人の目黒周辺の患者の皆さんと同乗し、東京都北部の病院に入院移送されました。1人1人の自宅とそれぞれの目的地への最適ルート計算を紙の地図でやっていたとしたら非常に大変なものになっていると思います。

　そうではなく、たとえばGoogle Maps APIを使えば簡単に経路最適化のソリューションを作れるので、こういったものを用いて患者の自宅を回りながら目的地、つまり入院先の病院を効率的に周回する計算はできそうです。ただでさえ人手が少なく、大変な思いをされているはずなので、せめてもの効率化が実現できればと思います。この配車やキャパ取りのオペレーションは、保健所が電話で行っていたので、スケジュールを押さえるアプリがあってもよさそうです。

新型コロナウイルス患者の病気以外のメンタルケアのアプリ

　新型コロナウイルスの病気自体の部分に関しては、断定的な物言いができない

不確定な状況が3〜5月の間は続いていたので、なかなかチャットボットのような簡易なソリューションだと対応しづらかったのは確かだと思います。他方で、かなりの人がパニックに陥る中、心の不安に対してどのように処するべきかというようなガイドラインも必要でした。心理的に落ち着かせるという意味では、占いアプリに似たものが想起されます。このユーザーインターフェイスがチャットボット(ユーザーの不安の種類を分岐して解決)や検索しやすいFAQ(よくある質問)は、このような場合市民を救うと思いますし、こちらも他のアイデア同様、医療・心理学・デザイン・行政の専門家集団でナレッジを集め政府主導で作ってもよかったと思います。

　個人に対してだけでなく、たとえば1人のコロナ患者に対して周りの社会コミュニティがどのように対処するべきか、また差別や偏見にどんな心構えで立ち向かうべきか、というところもやはりFAQになると思います。

新型コロナウイルス患者のための無料法律相談窓口

　新型コロナウイルスがらみの法律相談窓口は3〜5月の混乱を招いたときからあってもよかったと思います。他方で、感染症そのものよりも、飲食店をはじめとしたビジネスの心配をする人がほとんどであったので、いったんビジネスの相談はなしにして、患者の生活、仕事、家族への影響、会社や社会からの不当な圧力に関する法律的な相談窓口が必要でした。これはイメージとしては緊急時なので有志の弁護士を集め、ボランティアで彼らのキャパを使って一対一の電話やメール対応の形式を取り、市民の相談に乗るといったサービスが考えられます。

シングルマザーや持病持ちの新型コロナウイルス患者女性支援アプリ

　知人の例なのですが、母子家庭でお母さんが新型コロナウイルス感染で入院中、子どもの誕生日を祝えず、泣く泣く電話で会話、ということが発生していました。

　このようなときに、防犯に注意しつつ、いい意味で江戸時代的な近所のコミュニティがそれをサポートするような仕組みをアプリで表現できればと思っています。現代はさまざまなリスクがあるので難しいかもしれませんが、町内会長や、信頼のおけるマンションの管理組合の方向けの連絡ツール、もしくは近隣住民の中の情報掲示板といったところが落とし所だと思います。議論が活性化すれば、困っているお母さんを無償で助けたいという方もいるでしょう。一方でこのような感染者を巻き込むようなオペレーションの場合、地域の住民が過剰に反応してしまい、差別のような問題につながる懸念はあります。

B2B病院向けマスク供給の平準化アプリ

　私は退院後、弊社の株主も巻き込んで病院に医療ガウンやマスクを供給しよう
と試みました。ところが、病院に電話すると医療用品の営業電話と間違えられて、取
り合ってもらえないことがほとんどでした。当然世の中が混乱する中で、マスクな
ど医療用品の供給も足りなくなり、そこで暴利をむさぼろうとする業者も、Amazon
でマスク価格が高騰したのと同様にB2Bでもあったことでしょう。

　そんな中でしっかりとしたサプライチェーンを押さえ、適正価格で医療用品を供
給できる企業と病院のマッチングサイトが存在してもよかったと思います。Google
検索したところ、医療用品の卸売企業は一部しかヒットしなかったので、おそらく
業界の風習的にあまり表に出ない企業も多いのではないかと思います。それだ
となおのこと、医療用品の供給が足りない状況で、ちゃんとした供給元を探しにく
くなります。可能であれば価格.com的な、インターネットで用品の横断検索ができ
るサービスがあれば、多くの病院が助かったかもしれません。

レベルに応じたわかりやすい理系情報サイト

　今回の新型コロナウイルスの情報混乱（インフォデミック）を通じて大きな問題に
私は気付いたと思っています。それはサイエンスシンキングの欠如ともいえるも
ので、通常文化系の方は理系的な知識が必要とされません。関心がない方も多
いのですが、新型コロナウイルスのような新たな敵と闘う場合は、文系の方にも
理系の知識はある程度必要になります。

　大きな差としては、理系分野に関わったことがある人は、仮説にエビデンスが
付いていないと信用しない癖があります。また研究論文があっても、場合によりそ
の実験結果は一番よいところだけを抜き出しているので、一般社会にそのまま適
用できないものだったりします。また、学会から認められたり、学術誌に掲載され
たりするためには査読（他の科学者からのツッコミに答える）を経なくてはならず、こう
いった論文と一般の論文を分けて見る癖が付いています。Twitterやワイドショー、
各マスメディアと市民の間で大きな混乱が生じた原因はここにあります。

　この"最低限の理系スキル"がないと、何の根拠もない"一見科学的なデマ"が
Twitterでリツイートされることになります。そうしたことを避けるために、台湾では
医療系の知識を最低限身に付けてもらう一般市民向けのビデオコースを早々に立
ち上げました。また感染症の情報発信も、かわいい柴犬の写真をふんだんに使う
など、一般市民にも受け入れやすいデザインで発信しました。同様な仕組みは日

本にもあってよかったと思います。小学生・中学生・高校生レベルといったように3つ用意すれば、さまざまな国民の方が多少の理系的な理論武装をした上で、ワイドショーやSNSの情報を自分なりに解釈することができ、混乱は最小限に抑えられたのではないでしょうか。

著者紹介

石井 大輔 （いしい・だいすけ）

株式会社キアラ(Kiara Inc.)代表取締役。1975年岡山県生まれ。

京都大学総合人間学部で数学(線形代数)を専攻。1998～2009年伊藤忠商事株式会社勤務。2016年機械学習研究会Team AIを立ち上げ8,000人のコミュニティメンバーを構築する。これまでに700回AIハッカソンイベントを実施。医療系ではKaggleを使ったオープンデータハッカソンを主催し、キアラ社の顧客として画像認識・自然言語処理など医療系AIスタートアップを数多く抱える。AI NOW「人工知能業界著名人Twitter10選」に選出される。『THE FROGMAN SHOW A.I.共存ラジオ 好奇心家族』(TBSラジオ)レギュラー出演。

著書に『機械学習エンジニアになりたい人のための本 AIを天職にする』(翔泳社)、『現場のプロが伝える前処理技術』(マイナビ出版、共著)、『データ分析の進め方及びAI・機械学習導入の指南』(情報機構、共著)。

河野 健一 （こうの・けんいち）

株式会社 iMed Technologies 代表取締役CEO。医師(脳神経外科専門医、脳血管内治療指導医、脳卒中専門医)。1973年東京生まれ。

1997年東京大学理学部数学科卒、2003年京都大学医学部卒、2019年グロービス経営大学院卒(MBA)。

脳神経外科医師として医療現場で16年間勤務。現場で脳血管内手術の課題を感じ、「世界に安全な手術を届ける」という理念を掲げ、2019年に株式会社iMed Technologiesを設立し起業。くも膜下出血や脳梗塞に対する脳血管内治療のリアルタイム手術支援AIを開発中。一方で現場を大切にするために医療現場での勤務も行っており、新型コロナウイルスによる医療現場への影響を肌で感じている。

小西 功記 （こにし・こうき）

株式会社ニコン研究開発本部数理技術研究所。1982年和歌山県生まれ。

米ローレンス・バークレー国立研究所などで観測的宇宙論の研究に従事し、データサイエンティストとしての経験を積む。2011年東京大学理学系研究科物理学専攻にて博士号取得。

数理技術とハードウェア技術の融合が未来を生み出すとの思いから、株式会社ニコン入社。半導体露光装置のハードウェア開発経験を経て、2015年よりAI(機械学習)エンジニア。現職では、医学生物学への貢献を目指し、画像解析技術を開発している。特許および国内外での学会発表多数。

清水 祐一郎 （しみず・ゆういちろう）

株式会社NTTデータ経営研究所情報未来イノベーション本部先端技術戦略ユニット(シニアコンサルタント)。1990年大阪府高槻市生まれ。

2015年東京大学総合文化広域科学専攻にて、学術修士号を取得。理学に関する幅広い知識を習得。2015年、PHC株式会社に入社。R&Dセンターにて、AIの医療応用に関する新規事業企画を経験。2018年、PHCホールディングス株式会社に出向し、事業開発に従事。医療AIを開発するスタートアップ企業や医療機器メーカーとの協業検討のプロジェクトに多数参画。

2019年10月より現職。現職では、民間企業と官公庁を相手に、AIやロボット、脳科学といった先端技術の戦略コンサルティングを実施。特に、NTTデータ経営研究所が事業プロモーターを務める東京都事業のTokyo RobotCollectionでは、プロジェクトメンバーとして、多数のコロナ対策ロボットの実証を支援。また、民間企業に対し、コールセンター業務の効率化に資するAI導入の顧問業務やセンサーなどを用いた混雑緩和施策の検討など、コロナ対策に関連する多くのプロジェクトに参画し、コンサルティングを実施している。

装丁・本文デザイン	小口 翔平 ＋ 阿部 早紀子（tobufune）
DTP	株式会社トップスタジオ
カバー写真	greenbutterfly

バーサス エーアイ
コロナ vs. AI
最新テクノロジーで感染症に挑む

2021年　1月 20日　初版第1刷発行

著　者	石井 大輔、河野 健一、小西 功記、清水 祐一郎
発行人	佐々木 幹夫
発行所	株式会社 翔泳社（https://www.shoeisha.co.jp）
印刷・製本	凸版印刷 株式会社

©2021 Daisuke Ishii, Kenichi Kono, Kohki Konishi, Yuichiro Shimizu

ISBN978-4-7981-6826-5　　　　Printed in Japan